超强抗癌
蔬菜汤

世界知名抗癌药研究权威

[日] 前田浩 /著

徐宜嘉 /译

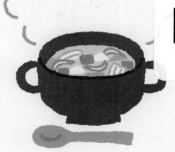

天津出版传媒集团

天津科学技术出版社

著作权合同登记号：图字 02-2020-56

Original Japanese title: SAIKYOU NO YASAI SOUP

© 2017 Hiroshi Maeda

Original Japanese edition published by Makino Publishing Co., LTD.

Simplified Chinese translation rights arranged with Makino Publishing Co., LTD.

Through The English Agency (Japan) Ltd. and jia-xi books co., ltd.

本简体中文译稿由高宝书版集团授权使用

图书在版编目 (CIP) 数据

超强抗癌蔬菜汤 /（日）前田浩著；徐宜嘉译 .--

天津：天津科学技术出版社，2020.9

ISBN 978-7-5576-8005-3

Ⅰ . ①超… Ⅱ . ①前…②徐… Ⅲ . ①癌 – 食物疗法
– 汤菜 – 菜谱 Ⅳ . ① R730.59 ② TS972.161

中国版本图书馆 CIP 数据核字（2020）第 102841 号

超 强 抗 癌 蔬 菜 汤

CHAOQIANG KANGAI SHUCAITANG

总 策 划：北京今日今中图书销售中心

责任编辑：胡艳杰

出　　　版：天津出版传媒集团
　　　　　　天津科学技术出版社

地　　　址：天津市西康路 35 号

邮　　　编：300051

电　　　话：(022) 23332695

网　　　址：www.tjkjcbs.com.cn

发　　　行：新华书店经销

印　　　刷：北京印刷集团有限责任公司印刷一厂

开本 880×1230　1/32　印张 4.5　字数 101 000

2020 年 9 月第 1 版第 1 次印刷

定价：39.80 元

前 言

对于癌症，预防胜于治疗

我的专业是研发抗癌药。

抗癌药是用来治疗癌症的药，具有破坏癌细胞或防止癌细胞增殖的作用。倘若抗癌药只会摧毁癌细胞，自然是再好不过了，然而现实却并非如此。

传统的抗癌药不只会破坏癌细胞，也会伤害正常细胞，所以服用者常会伴随恶心呕吐、食欲减退、掉发与肝功能障碍等严重的副作用。而且，许多新型抗癌药价格不菲，一般人根本无力承担其费用，因此并不是任何癌症患者都能得到充分的治疗。

"希望可以找到一种高效且不伤害患者身体的抗癌方法。"

心怀这种想法的我，一直以来都想研发出一种能有效破坏癌组织，且不伤害正常细胞的抗癌药。

我经过研究发现，癌细胞周围的血管有许多大的缝隙。只要使用与这种缝隙大小相符的抗癌药，穿过血管缝隙的药剂便会聚集在癌组织周围，长时间滞留并持续发挥药效（我将其称为 EPR 效应[①]）。

于是我就利用这种癌组织血管的构造，研发出了一种不伤害正常细胞，可将药剂集中传输到癌组织（称为 DDS[②]）的抗癌药。如今我正着手研发精准度更高的抗癌药。

不过，预防癌症也同样重要。

我对癌症研究得越深入，就越深切地感受到预防癌症的重要性。

正因如此，我才会把握包括演讲活动在内的种种机会，不厌其烦地告诉大家："对于癌症，预防胜于治疗。"

[①] 我们在研究中发现一些特定大小的高分子药剂更容易渗透进入肿瘤组织并长期滞留，于是我们将这种现象命名为"EPR 效应"（Enhanced Permeability and Retention Effect，高渗透长滞留效应）。利用这种效应，我们就能对癌细胞精准投药，进而增强药效并减轻副作用。

[②] DDS（Drug Delivery System，药物传输系统）是管控药物传输与释放的系统。简言之，就是将必要的药剂只传输至必要的部位（病灶），以增强药效、减轻副作用，也有助于降低医药费用。

如今，我已明白癌症的发病原因和构造，对于预防方法的研究也有了新的进展，所以我要在这里告诉大家："要想预防癌症，喝蔬菜汤超有效。"

蔬菜汤富含的抗氧化物质可消除毒性极强的活性氧

毒性极强的"活性氧"与以癌症为首的绝大多数疾病以及老化息息相关。

所谓活性氧，就是由一般的氧气质变而成的。它高度活跃，并通过一种作用攻击其他物质，这种作用就叫"氧化"。比如铁生锈这种常见的氧化现象，就是由活性氧造成的。而人体也同样会出现这种现象。

人体内的活性氧是肌体代谢的有害产物，包括自由基、丙二基、腐胺等。它们是由压力、紫外线、放射线、大气污染、吸烟等原因产生的。过量的活性氧会攻击细胞，对细胞和遗传基因造成伤害。

癌症正是由于遗传基因受到活性氧攻击，造成细胞突变，之后逐渐发展而成的。癌症发生的所有阶段都有活性氧的参与。可以说，我们只要活着，就逃不过活性氧的攻击。

不过，有个方法可抑制活性氧，那就是食用蔬菜。

蔬菜中的某些营养物质具有消除活性氧的功效。这些物质就叫"抗氧化物质"。蔬菜可是富含抗氧化物质的宝库，只要食用足量的蔬菜，摄取足量的抗氧化物质，就能击退活性氧，预防癌症。

我用蔬菜的抗氧化物质做了种种实验，得出的结果就是，把蔬菜煮成汤，即可充分发挥它们强大的抗氧化力，就连"奇毒无比"的活性氧，也会在一瞬间消弭于无形。

蔬菜中的各种抗氧化物质会通力合作，维护健康

蔬菜含有形形色色的抗氧化物质，其中最具代表性的就是植化素（Phytochemical）。所谓植化素，就是植物为了避免受到紫外线与害虫侵害，自行制造的用来自卫的化学物质的总称，植化素是构成植物色素、香气与苦涩味的成分。

我们身边的果蔬、豆类与茶类都含有丰富的植化素，如西红柿的茄红素（Lycopene）、菠菜的叶黄素（Lutein）、胡萝卜与南瓜的类胡萝卜素（Carotenoid）、大豆的大豆异黄酮（Soybean Isoflavones）、绿茶的儿茶素（Catechin）、洋葱的槲皮素（Quercetin，又称五羟黄酮）等。

植化素的种类多达万种以上，所以具有多样化的功效。对于防治癌症而言，植化素具有清除损害遗传基因的活性氧、化

解致癌物的毒性、抑制癌细胞的成长与增殖、强化免疫力等作用。

除此之外，蔬菜还含有维生素 C、维生素 E 以及谷胱甘肽（Glutathione）等多种抗氧化物质。这些物质会相互合作，共同消除活性氧。

活性氧不仅是癌症的元凶，而且是皮肤老化、动脉硬化、糖尿病、高血压、血脂异常（高脂血症）等生活习惯病，以及过敏症和阿尔茨海默病等多种疾病的起因。

蔬菜汤确实可预防癌症

在日本，每两人就有一人会罹患癌症，每三人就有一人死于癌症。这样听起来，癌症真的会让人心生恐惧。或许有读者会想："这么可怕的癌症，光靠喝蔬菜汤真的可以预防吗？"

根据我在国内外进行的诸多调查与研究，我在此信心十足地告诉大家，喝蔬菜汤的确可预防癌症。

蔬菜汤不仅效果显著，而且做法也极为简单，只要把多种蔬菜放进锅里加水去煮就行了。

总之，对于我们普通人而言，清除活性氧的最简单、最便捷、最有效的方法就是喝蔬菜汤，因此我强烈建议各位读者饮用蔬菜汤，但愿蔬菜汤能对您及您家人的健康有所帮助。

目　录

第1章　简单！万能蔬菜汤的做法

第2章 要想预防癌症，喝蔬菜汤超有效！

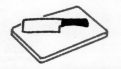

第3章 蔬菜是清除活性氧的"灵丹妙药"

第4章 喝蔬菜汤能让身体更健康，使人重获青春活力！

第5章 用蔬菜汤来清除体内毒素

第6章 善用蔬菜来提升功效

第7章 想要预防癌症，运动同样必不可少

推荐语

第 **1** 章

简单！
万能蔬菜汤的做法

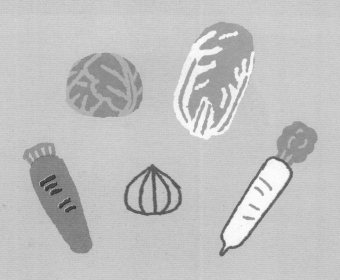

只需将蔬菜加水炖煮，
就能做出充满蔬菜鲜味的简易蔬菜汤。
一般我都煮成浓汤，口感非常棒。

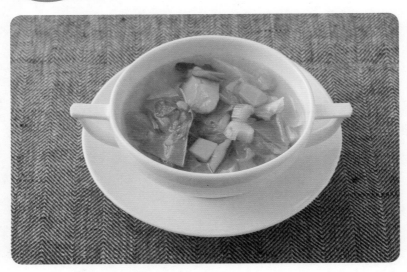

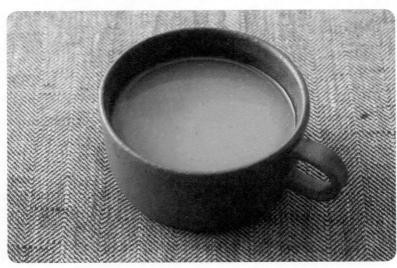

基本蔬菜

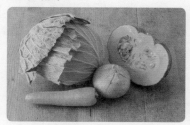

　　常用的蔬菜是胡萝卜、洋葱、卷心菜和南瓜。

使用 4~6 种当季蔬菜

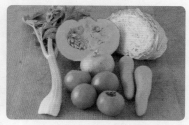

　　当季的蔬菜最新鲜，富含多种营养和抗氧化物质。

　　加入多种蔬菜，就能均衡摄取不同的抗氧化物质，提高功效。

蔬菜和水的比例为 1 : 3

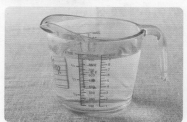

水量可随个人喜好进行调整。

蔬菜切掉的部分也要利用

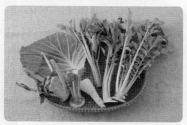

　　平常炒菜时，我们常常会扔掉一些蔬菜的皮、梗和根，其实这些部分都含有丰富的抗氧化物质，可以用来做蔬菜汤。

基本做法

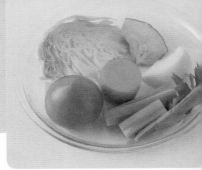

成品为800~900ml

食材

洋葱、胡萝卜、卷心菜、南瓜、西芹、西红柿等，共300g，将蔬菜洗干净后备用。水900ml。

做法

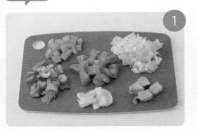

1

洋葱剥皮后切块。胡萝卜不削皮，切块。卷心菜切大块。南瓜去籽后切块。将西芹切成薄片，芹叶切成大段。西红柿去蒂后切块。

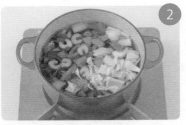

2

锅中放入切好的蔬菜和水。

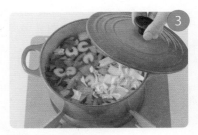

3

盖上锅盖开火。

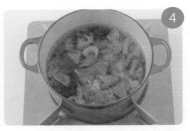

4

水开后，转小火炖煮30分钟，煮到蔬菜软化为止。

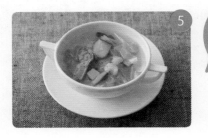

5

完成

大功告成。一般不需要加调味料。如果你觉得味道太淡，可依个人喜好加入调味料。

浓汤的做法

等蔬菜汤凉后，用手持式搅拌器或榨汁机搅拌成浓汤。

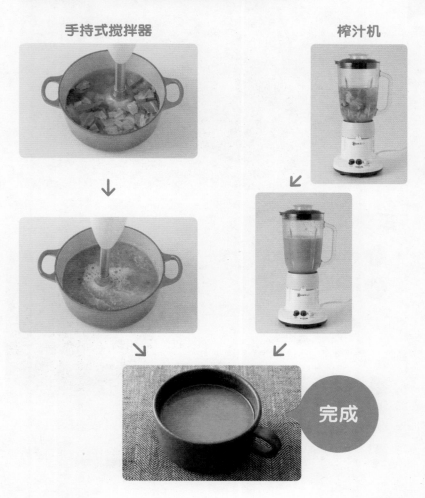

手持式搅拌器

榨汁机

完成

春天蔬菜汤

西洋菜与小松菜汤

食材

成品为800~900ml

洋葱、胡萝卜、卷心菜、南瓜……… 共200g
西洋菜与小松菜 ………………………… 共100g
水 ……………………………………… 900ml

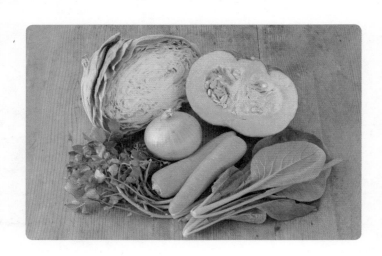

做法

1. 将蔬菜洗干净后备用。

2. 洋葱剥皮后切块。
   胡萝卜不削皮,切块。
   卷心菜切成大块。
   南瓜去籽后切块。
   西洋菜和小松菜切成大段。

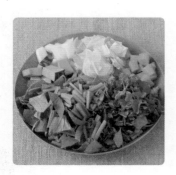

3. 锅里放入切好的蔬菜和水,盖上锅盖开火。水开后把火关小,继续炖煮30分钟,直到蔬菜软化为止。

4. 如果要做成浓汤,那就等蔬菜汤凉后,再使用榨汁机或手持式搅拌器搅拌一下。

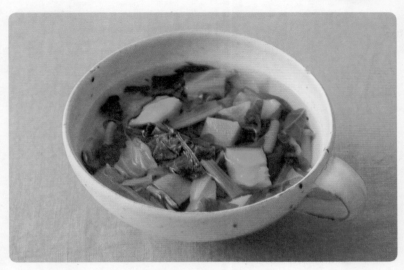

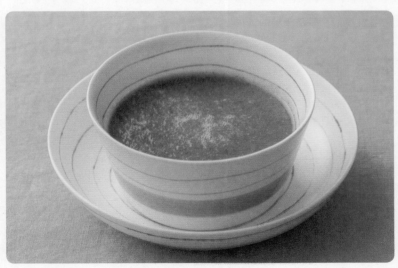

夏天蔬菜汤

充满西红柿味道的蔬菜汤

食材

成品为800~900ml

洋葱、胡萝卜、卷心菜、南瓜……… 共100g
西红柿…………………………………… 200g
水 ………………………………………… 900ml

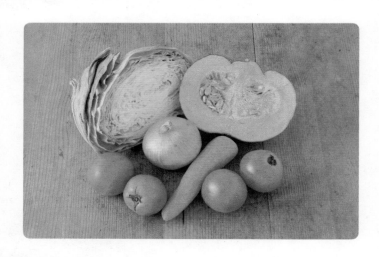

做法

1. 将蔬菜洗干净后备用。

2. 洋葱剥皮后切块。
   胡萝卜不削皮，切块。
   卷心菜切成大块。
   南瓜去籽后切块。
   西红柿去蒂后切成大块。

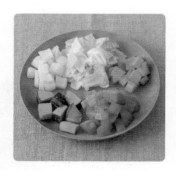

3. 锅里放入切好的蔬菜和水，盖上锅盖开火。水开后把火关小，继续炖煮30分钟，直到蔬菜软化为止。

4. 如果要做成浓汤，那就等蔬菜汤凉后，再使用榨汁机或手持式搅拌器搅拌一下。

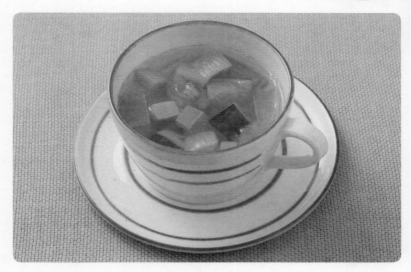

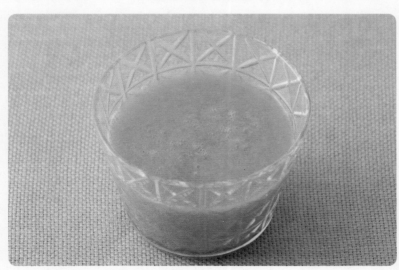

秋天蔬菜汤

富含根茎类的蔬菜汤

食材

成品为800~900ml

洋葱、胡萝卜、卷心菜	共100g
莲藕、牛蒡、红薯	共200g
水	900ml

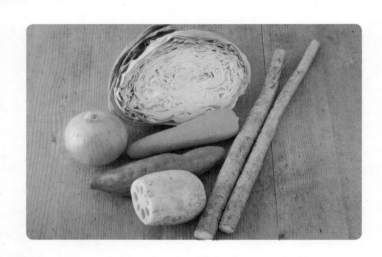

做法

1. 将蔬菜洗干净后备用。

2. 洋葱剥皮后切块。
   胡萝卜不削皮，切块。
   卷心菜切成大块。
   莲藕削皮后切成不规则碎块。
   牛蒡先用菜刀背轻轻削刮表面，
   然后切成小块。
   红薯切块。

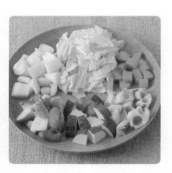

3. 锅里放入切好的蔬菜和水，盖上锅盖开火。水开后把火关小，继续炖煮30分钟，直到蔬菜软化为止。

4. 如果要做成浓汤，那就等蔬菜汤凉后，再使用榨汁机或手持式搅拌器搅拌一下。

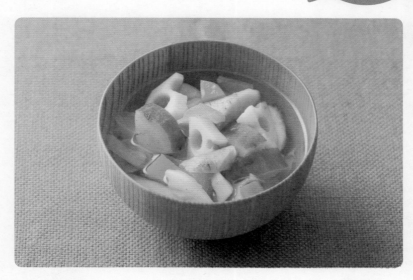

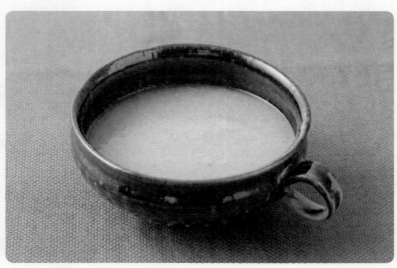

加有西兰花梗的蔬菜汤

食材　　成品为800~900ml

洋葱、胡萝卜、卷心菜 …………………… 共100g
白萝卜、西兰花 ……………………………… 共200g
橄榄油 ……………………………………………… 1小匙
水 ……………………………………………………… 900ml

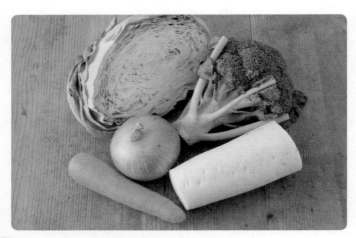

做法

① 将蔬菜洗干净后备用。

② 洋葱剥皮后切块。胡萝卜不削皮，切块。卷心菜切成大块。白萝卜不削皮，切成块。用削皮器将西兰花梗较硬的部分轻轻削掉，将梗切成一厘米左右的丁儿。叶子要切大块，菜花的部分切小朵。

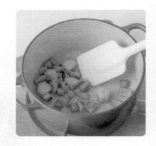

③ 锅中倒入橄榄油，将西兰花梗和叶炒两三分钟（菜梗很硬，所以要用油炒过后再煮）。再倒入水，加入其余的蔬菜，盖上锅盖开火炖煮。水开后把火关小，继续炖煮30分钟，直到蔬菜软化为止。

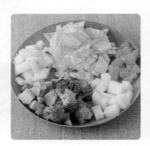

④ 如果要做成浓汤，那就等蔬菜汤凉后，再使用榨汁机或手持式搅拌器搅拌一下。

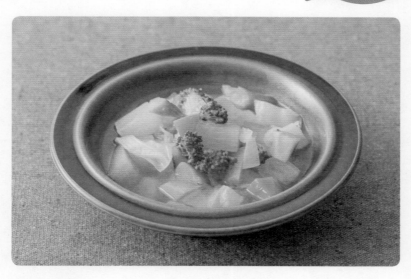

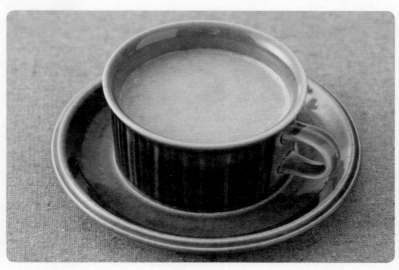

请每天喝一两次蔬菜汤吧。每次的食用量以250~300ml为宜。不管是直接饮用，还是煮成浓汤，效果都一样，可以根据自己的喜好选择食用方式。

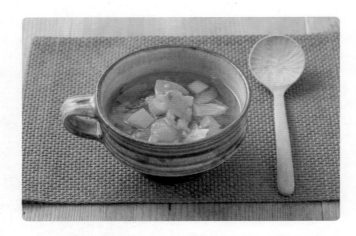

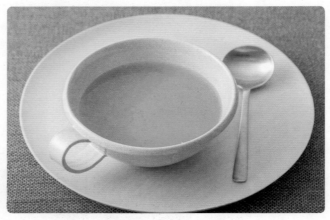

调味

　　基本不需要调味。因为蔬菜本身的味道很鲜，就算不加盐，吃起来也很有味道。不过，要是觉得味道太淡，或是希望味道多点变化，可以加少许调味料来提味。蔬菜中含有能将盐分排出的钾元素。

如果想要味道多点变化，就加入少许下面的调味料。

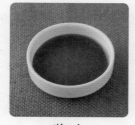

酱油

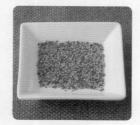

黑胡椒

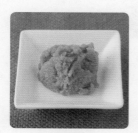

味噌

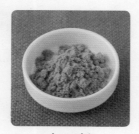

咖喱粉

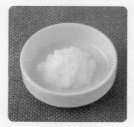

岩盐

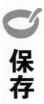

保存

如果蔬菜汤吃不完，保存起来也很方便。
3天之内可以冷藏保存。
要是超过3天，就冷冻保存。
按照一餐的量分开保存，食用时会更加方便。
我家就经常这样保存，想吃的话，随时取出一份即可。

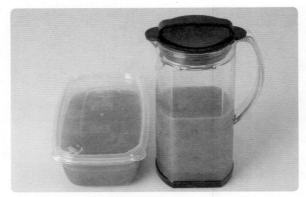

冰箱冷藏保存

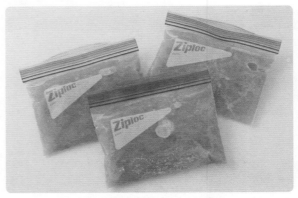

冰箱冷冻保存

第 2 章

要想预防癌症，
喝蔬菜汤超有效！

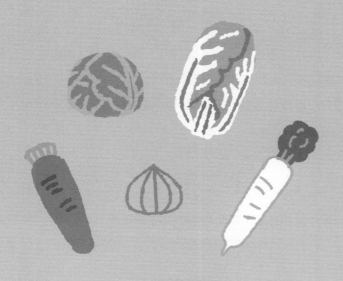

我可以断定：
要想预防癌症，喝蔬菜汤超有效

🥄 我的专业是研发无副作用的抗癌药

多年以来，我一直在研发无副作用的抗癌药。传统的抗癌药不只会摧毁癌细胞，还会伤害正常细胞，因此服用者会伴随有食欲减退、呕吐以及掉发等痛苦的副作用。为了减轻患者的痛苦，我希望研发出不伤害正常细胞，药效只集中作用于癌组织的抗癌药。

不过，不管疗法再怎么进步，我们对待癌症的原则也还是预防重于治疗。因此，尽管我的专业是研发抗癌药，但我也一直在研究如何预防癌症。经过认真的研究，我得出"要想预防癌症，吃蔬菜最有效"的结论。下面我来解释一下自己的理由。

🥄 为什么植物不会得癌症?

引发皮肤癌的主因是紫外线。因为如果长期照射紫外线,体内就会持续产生堪称剧毒的活性氧,而活性氧是引发癌症的罪魁祸首。活性氧会使遗传基因氧化,从而造成损伤,使正常细胞突变成癌细胞。皮肤细胞一旦发生突变,就有可能引发皮肤癌。

我在调查实验鼠的皮肤癌时,脑中浮现出一个疑问:

"植物为什么不会得癌症呢?"

植物一年到头都曝晒在紫外线下,被活性氧穷追猛打,却不会得癌症。为了解开这个谜题,我进行了深入研究,结果发现植物所富含的植化素具有防癌效果。

所谓植化素,就是植物为了避免遭到紫外线与害虫的侵害,自行制造出用以自卫的化学物质的总称,植化素是构成植物色素、香气及苦涩味的成分。

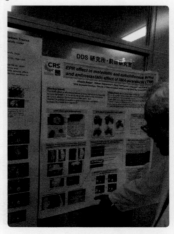

我们身边的蔬菜含有丰富的植化素,如西红柿的茄红素、菠菜的叶黄素、胡萝卜与南瓜的类胡萝卜素等。

为了在国际会议中发布自己研制的新型抗癌药而特制的展板

植化素具有强大的抗氧化作用，能有效清除机体内的活性氧。植物由于内含丰富的植化素，即使整日受到强烈的紫外线照射，也不会患癌。

🥄 预防癌症的上策就是摄取蔬菜中的植化素

在我们的生活当中，除了紫外线，食品添加物等化学合成物、香烟、环境污染、酒精等都是活性氧的来源。感染病毒、压力过大，以及呼吸时吸入的氧也都会在体内制造出活性氧。

其实，人体也能生产清除活性氧的抗氧化物质，但是这种能力会随着年龄增加而逐渐衰退，而活性氧的攻击却日甚一日，单凭我们自身，根本无法应付。这时，就要靠植物所含的植化素来帮忙了。

所以，平日多食用蔬菜，摄取蔬菜中的植化素，是预防癌症的极佳方法。

🥄 蔬菜吃得越多的人，越不容易得癌症

通过食用蔬菜来预防疾病已成为一种世界性趋势。美国综合性科学杂志《科学》（Science）专门推出《了不起的蔬菜》

特辑，大力倡导通过食用蔬菜来预防疾病的"植化素疗法"。

　　大肠癌在美国一向高居癌症死亡率第三名，而包括纽约州与马萨诸塞州在内的东部六个州，在 2000 —2008 年的八年中，死于大肠癌的患者比率大幅减少。与此同时，密西西比州和亚拉巴马州等南部各州的比率仅微幅下滑。（请参考下面图表）

美国大肠癌死亡率的变化

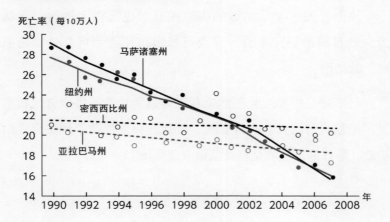

　　美国相关部门以预防疾病为目的，自 1991 年在全国开展了一天食用五盘黄绿色蔬菜的倡导活动。此后的调查发现，蔬菜的摄取量在南部停滞不前，在东部各州却有所增加。我想，这大概就是大肠癌死亡率在东部各州下降的原因之一，也就是说，蔬菜的抗氧化作用有效降低了大肠癌的发病率。

此外，1995 年，国际癌症研究领域最权威的杂志《癌症研究》（*Cancer Research*）刊登了一篇耐人寻味的研究文章。

该文章分析了一项在 8~10 年间针对中国台湾地区 B 型肝炎病毒携带者进行追踪调查的研究。文章指出，平均一周摄取蔬菜 6 次以上的肝炎病毒携带者，与摄取 6 次以下的肝炎病毒携带者相比，肝癌的发病率降低了 82%。这对携带者来说，真是天大的好消息。

如今，关于蔬菜功效的研究在日本也有很大进展。我认为，就目前的研究来看，完全可以得出"蔬菜可有效预防癌症"的结论。

只不过，想要最大限度地利用蔬菜的功效，摄取方式很重要。根据我的研究和自身实践，要想充分发挥蔬菜预防癌症的功效，最好的方法就是将蔬菜做成蔬菜汤。

蔬菜汤的抗氧化力
比蔬菜沙拉高出十到百倍

如果生吃蔬菜，有效成分
未经消化便会被直接排泄掉

　　"蔬菜生吃，有益健康"的理念深植人心，很多人也喜欢吃蔬菜沙拉。实际上，直接生吃蔬菜，只能吸收少量的植化素。

　　大量植化素都存在于蔬菜的细胞当中，细胞被包裹在由纤维素这种膳食纤维构成的坚固细胞壁内。要想取出植化素，就非得破坏细胞壁不可，然而人体却无法消化纤维素。而且只是咬一咬或用菜刀切一切蔬菜，根本破坏不了大部分的细胞壁，自然人体也就无法有效吸收细胞中的植化素。

其实，生吃蔬菜后，如果进行粪便检查，就会发现蔬菜的细胞未经消化便被直接排泄出来了。

如果不通过加热蔬菜来破坏细胞壁，那么人体就难以吸收到植化素等有效成分。

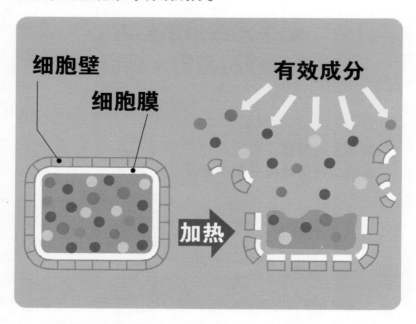

植物细胞内的有效成分被坚固的细胞壁团团包围，人的消化酶无法破坏细胞壁。不过细胞壁经过加热会遭到破坏，细胞内的成分就会溶解出来。简言之，蔬菜在加热煮成汤后，能明显提高人体对蔬菜有效成分的吸收率。

经过加热，蔬菜的有效成分会变得更好吸收

如果想要彻底吸收蔬菜的有效成分，该怎么做才好呢？我认为，最好的方法就是将蔬菜煮成汤来饮用。因为只要将蔬菜加以熬煮，就能轻易破坏其坚固的细胞壁，使植化素这类抗氧化物质溶解在汤里。

我们从实验中已经得知，蔬菜汤消除活性氧的效果，要比把蔬菜直接捣烂高出十到百倍。我查了各种蔬菜生吃与煮汤所具有的抗氧化力，然后将其制成图表，列在下一页。

除了植化素，维生素及矿物质等蔬菜中的有效成分也会完全溶解于蔬菜汤里。喝蔬菜汤所获得的强大抗氧化力，是吃蔬菜沙拉无法比拟的。

蔬菜中的这些有效成分很耐热，所以就算加热也不会遭受破坏。比如我们通常认为维生素 C 一经加热便会流失，但实际上，蔬菜经过加热后，维生素 C 会在蔬菜所含的其他抗氧化物质的作用下变得更加稳定，更不易遭受损坏。另外，将蔬菜加热还可以起到消除有毒有害成分以及杀菌的作用。

日本厚生劳动省（日本负责医疗卫生和社会保障的主要部门）建议成人每天摄取 350g 以上的蔬菜。一日三餐，只要将含有多种蔬菜的蔬菜汤和平日的菜肴搭配食用，就能轻松达成摄取 350g 的目标。

蔬菜抗氧化作用的强弱对比

蔬菜汤的抗氧化作用较强

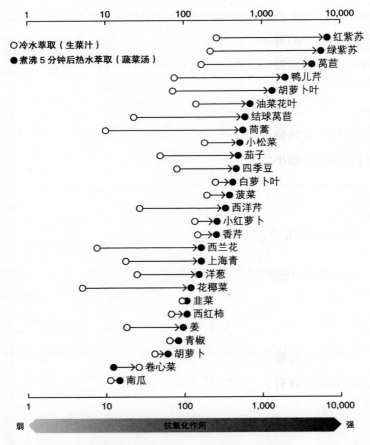

※该表调查了蔬菜的冷水萃取成分及煮沸5分钟后的热水萃取成分对于脂质过氧化自由基的抗氧化作用。

※数值越高，其抗氧化作用越强。煮沸后，大部分蔬菜的抗氧化作用都增强了。

将蔬菜加热的好处

❶ 蔬菜的有效成分会变得更容易被人体吸收。

破坏细胞→溶出→可吸收（植化素与矿物质都能被人体更好地吸收）。

❷ 破坏蔬菜中的有毒有害成分。

❸ 加热形成的溶解和溶出可提升蔬菜的功效。

番茄糊、番茄泥及番茄酱等加工制品，要比生西红柿更有防癌功效。

❹ 膳食纤维溶解后可提升免疫力，改善肠道菌群。

❺ 可杀死肝炎病毒、大肠埃希菌和幽门螺杆菌。

❻ 软化纤维，缩小体积，有利于肠胃虚弱者食用。

蔬菜汤防治癌症的功效

蔬菜汤防治癌症的功效主要有以下几点。

◆ 消除活性氧，预防癌症

正常细胞的遗传基因一旦遭到活性氧破坏，就可能引发癌症。蔬菜汤中含有大量的植化素等抗氧化物质，具有很强的抗氧化力，可以防止基因受损，达到预防癌症的效果。

◆ 消除活性氧，抑制癌症

癌症不是一夜之间形成的。一种癌症从萌芽到形成恶性肿瘤会历经三个阶段，而每个阶段都有活性氧的参与。不管在哪个阶段，蔬菜汤中的抗氧化物质都会消除活性氧，抑制癌症。（详见第 56 页图）

◆ 可化解致癌物的毒性

蔬菜汤所含的植化素能够活化体内的解毒酶，提高人体化解与排泄致癌物毒性的功能。

此外，蔬菜汤富含膳食纤维，而膳食纤维可调整肠道的益生菌与有害菌比例，保持肠道环境的健康良好。益生菌可促进食物的消化吸收，保持排便畅通，从而有效化解致癌物质的毒素，预防大肠癌。

◆ 提高免疫力

我们的身体具有一套强大的免疫系统，时时刻刻保护着机体。其中，有六成的免疫功能是由肠道所负责的。我们目前已知，膳食纤维可有效调节肠道环境，保持益生菌的活跃，从而提高肠道免疫力。

◆ 抑制癌症疗法的副作用

我们前面已经说过，无论是化学药物治疗癌症，还是放射治疗癌症，都会产生副作用，而这些副作用都是由体内因治疗而大量产生的活性氧造成的。因为活性氧会导致癌细胞以外的正常细胞氧化并受损。而蔬菜汤具有强大的抗氧化作用，因此，正在接受癌症治疗的患者只要饮用蔬菜汤，就能有效清除活性氧，从而抑制治疗带来的副作用。

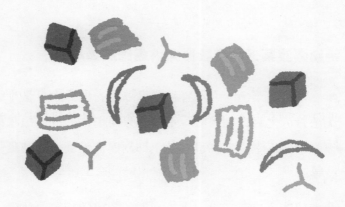

饮用蔬菜汤，
能够抑制癌症发展，延年益寿

🥄 持续喝蔬菜汤的实验鼠体内癌细胞最小

虽然常喝蔬菜汤的人不容易罹患癌症，但癌症可是难缠得很，无法百分之百做到预防。不过，只要平常养成饮用蔬菜汤的习惯，即使不幸患癌，也有助于抑制癌症发展，达到延年益寿的效果。

我的团队曾经做了一个实验，让实验鼠饮用山白竹汤（萃取液），这里的山白竹汤其实就相当于蔬菜汤。山白竹汤富含可清除活性氧的类黄酮（Flavonoid）以及能提高免疫力的多糖类（一种膳食纤维）。我们将实验鼠分成以下四组，比较它们的癌细胞大小与存活天数。

① 只用一般饲料喂食，移植了癌细胞的对照组。

② 只用一般饲料喂食，并在移植癌细胞后第七天，改喂加有山白竹汤饲料（以下简称为山白竹）的实验组。

③ 在移植癌细胞的同时改喂山白竹的实验组。

④ 从移植癌细胞七天前就开始喂山白竹的实验组。

经过对比，癌细胞最小的是从癌细胞移植前就食用山白竹的第④组，接着就是在移植癌细胞的同时改喂山白竹的第③组，以及患癌后才改喂山白竹的第②组。和提前用山白竹喂食的第④组相比，完全不用山白竹喂食的对照组第①组，呈现出癌细胞显然增大的结果。

对照组第①组的实验鼠，在移植癌细胞后 60 天内全部死亡。而用山白竹喂食的其他所有组，在 80 天后还有 35% 的存活率。即使是患癌后才改用山白竹喂食的第②组实验鼠，其存活期也大幅延长，到第 120 天时，存活率还有 10%。实验鼠的寿命约两年，120 天相当于人类的 5 年寿命。

通过这个实验，我们可以确定，只要预防性地食用蔬菜汤，就不容易患癌，即使不幸患癌，也能有效抑制癌症的发展，起到延年益寿的作用。为了预防癌症，同时也为了有效抑制癌细胞，请大家坚持饮用含有大量抗氧化物质的蔬菜汤吧。

蔬菜汤可用来减轻
抗癌药与放射线疗法的副作用

抗癌药与放射线疗法的副作用来自活性氧

我先前讲过，抗癌药不只会杀掉癌细胞，还会杀死正常细胞，因此服用者会饱受呕吐、食欲不振、掉发及疼痛等副作用的折磨。

说到副作用很强这点，放射线疗法也一样。细胞膜是防止细胞外物质自由进入细胞的屏障，它保证了细胞内环境的相对稳定，使各种生化反应能够有序运行。而来自放射线的活性氧则会损伤细胞膜，从而破坏细胞。

放射线疗法被认为是精准度很高、可以瞄准癌细胞的疗法。然而，就算瞄准了癌症病灶，放射线带来的活性氧所造成的伤害，也并不仅止于身体的一部分。

比方说，在治疗肺癌时，即使对肺部的有限范围照射放射线，治疗者照样会出现恶心呕吐、掉发、白细胞减少与贫血等副作用。也就是说，活性氧所导致的氧化压力遍及了全身。

有的人之所以会得癌症，原本就是因为他的自身免疫力低下。在这种状态下，倘若活性氧再借着抗癌药与放射线大肆活跃，那么身体就会更加虚弱。

由于抗癌药和放射线的副作用是由活性氧造成的，而富含抗氧化物质的蔬菜汤具有清除活性氧的功效，因此，喝蔬菜汤可以有效缓解抗癌药和放射性疗法带来的副作用。如此一来，癌症患者就可以免受副作用的折磨和伤害，继续进行有效的治疗了。

在癌症疗程结束后喝蔬菜汤，
可恢复体力并防止复发

癌症患者治疗后的烦恼是"该吃什么才好？"

我以前出版过《蔬菜能有效预防癌症吗？》一书，书中介绍蔬菜汤疗效的部分引发众多读者的反响。其中，尤其耐人寻味的是医疗工作者的心声。

"癌症患者经常会问我有没有什么有益身体的饮食，我还真是被考倒了。看了您的书之后，我终于知道该怎么回答了。"某位医疗工作者曾给我反馈说。

治疗癌症固然是以医院的药物和仪器治疗为主，但食疗也不能忽视。出院后，不知一日三餐要怎么吃的患者似乎很多。

蔬菜汤既不会对肠胃造成负担，又含有丰富的营养，不但可以当作治疗后恢复体力的食物，而且具有防止癌症复发的功效，因此我强烈建议大家饮用蔬菜汤。

患者被医生宣告来日不多后，竟靠喝蔬菜汤多活好几年

曾有这样一个案例：某位七十多岁的女患者尽管成功完成了癌症疗程，可治疗后身体状况却始终不佳。她为此深感困扰，于是开始饮用蔬菜汤，结果身体逐渐好转。她家人告诉我，如今她已完全康复。

而某位六十来岁的男性大肠癌患者尽管一直服用抗癌药，但最后仍然被医生宣告只有一年的寿命。于是，他除了坚持服用抗癌药，还开始饮用以菠菜等黄绿色蔬菜为主要成分的蔬菜汤。后来，这位患者告诉我，他喝了一段时间的蔬菜汤后，就明显感觉到自己的血液循环得到了改善。

这位男性患者同癌症和平共处，享受旅游之乐，培养个人爱好，一如往常地生活了十年之久才离开人世。由此可见，饮用蔬菜汤确实有助于治疗癌症，提高患者的生活质量。

维生素不耐热是一场误会

许多人一听到要把蔬菜煮成汤，就会满心疑惑地问："这样维生素 C 不是会流失吗？"

事实上，维生素 C 遇热流失这种事，顶多只会发生在维生素单独加热的情况下。在实验室中，将维生素 C 溶液加入蒸馏水，大约加热三十分钟，维生素 C 就会消失殆尽。

不过，我们在炖煮蔬菜时，却不用担心蔬菜中的维生素 C 会流失。

许多叶类蔬菜和马铃薯等根茎类蔬菜，即使完全煮熟，也能保留大部分的维生素 C。因此只要饮用蔬菜汤，就能摄取到充足的维生素 C。

茶类也同样如此。绿茶在炒制的过程中需要加热，冲泡时也要受热，但茶水中仍会含有丰富的维生素 C。

为什么即使加热，维生素 C 也不会流失呢？

这要归功于蔬菜中所含的维生素 E 与植化素等其他各种抗氧化物质，就是因为在它们的作用下，维生素 C 才变得更加稳定，不易被分解。同样，维生素 C 也可抑制其他成分被氧化，并使之稳定。

将许多蔬菜一起煮，蔬菜汤就会变得更具风味，所含的抗氧化物质也会更加丰富多样。蔬菜中的各种成分可以相辅相成，彼此保护，共同增强蔬菜汤的抗氧化作用。

一旦将蔬菜煮成蔬菜汤，几乎所有的维生素 C 和植化素都会溶在汤里，但煮得软烂的蔬菜中还残留有少量的抗氧化物质。以效果来说，连蔬菜一起全部吃掉，会比只喝汤所获得的抗氧化效果更高。因此，如果可以的话，不要光喝汤，连蔬菜也一起吃掉吧。

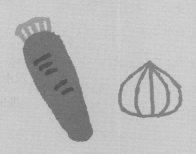

研究无副作用的抗癌药

■治疗要比生病更痛苦

现在的癌症疗法，不论是化学药物疗法还是放射线疗法，都会产生一定的副作用。

因为化学药物疗法与放射线疗法都会在体内制造大量活性氧，在杀掉癌细胞的同时，也不可避免地会杀死正常细胞。这样就会导致白细胞减少、恶心呕吐、食欲不振、掉发、手脚发麻、腹泻、发热、感染、肝肾功能障碍与心脏衰竭等副作用。患者无不深受其苦，更有甚者，会出现治疗远比生病更痛苦的情况。

尽管会产生很大的副作用，癌症患者还是不得不采用化学药物疗法与放射线疗法来进行治疗。医生也想让患者在保障生活质量的情况下进行治疗，不过到头来，现况仍旧是不得不一边权衡化学疗法的疗效与副作用，一边进行传统治疗（手术、化学药物疗法、放射线疗法）。然而，更令人痛苦的是，有些患者在饱受副作用的折磨之后，却仍无法获得理想的疗效，原因就在于抗癌药难以被有效地送至癌细胞。

　　许多包围癌细胞的血管会形成血栓，导致血管堵塞。即使采用注射点滴的方式，从血管打进抗癌药，药剂扩散到全身后，也还是迟迟无法对癌细胞发挥药效。

　　2000 年，研究者们研发出能够瞄准癌细胞特有基因的分子标靶药物。从理论上来说，这种药物可以有效攻击癌细胞，但疗效并不理想。因为实体癌（血癌除外）的癌细胞会不时地发生突变，这就导致可当成标记的目标变幻不定，没办法瞄准。

■让药效只集中作用于癌组织的方法

　　一直以来，我都在从事抗癌药物的研发工作。鉴于传统疗法及药物的副作用，我想研发出一种不伤及正常细胞，使药效集中作用于癌组织的抗癌药。

　　经过研究，我发现正常组织与癌组织的血管构造存在差别。

　　正常组织的血管壁构造非常精密，血管内的大分子（高分子）根本无法穿过血管壁到达血管外。而癌组织的血管构造极其粗糙，血管壁上满是大洞。如果从血管投入高分子抗癌药，药物就会随着血液循环从洞开的癌组织血管渗透出去，让药剂只聚集于癌组织。

通常穿过血管的物质会通过淋巴管被迅速收回，但由于癌组织周边的淋巴管不够发达，从血管渗出的药剂无法收回，因此就会长时间停留于癌组织，持续发挥药效。我将这种现象命名为"EPR 效应"（详情请参考前言部分的注释）。

高分子型抗癌药不但能精准锁定癌细胞，持续发挥药效，而且不会从正常的血管壁渗出，因此不会伤害正常细胞，几乎没有副作用。这样就能在不损害患者健康的情况下，有效治疗癌症。

我于 1993 年研发出了世界上第一种高分子型抗癌药"SMANCS"，达成自己当初定下的目标。后来又研发出药效及便捷度都全面升级的高分子型抗癌药"P-THP"，并应用于临床治疗中。

P-THP 传输到癌细胞需经历以下三个步骤。

第一步：抗癌药因 EPR 效应聚集于癌组织。

第二步：在癌组织周围酸性度高的影响下，连接高分子聚合物和药剂的纽带断裂，造成药剂游离。

第三步：脱离的药剂被癌组织吸收。

癌组织的能量来源于葡萄糖，而药剂附有类似于葡萄糖的分子。癌细胞会将药剂误认成葡萄糖而吸收至内部，因而遭到破坏。

这种使抗癌药集中于癌组织从而提高药效的结构就称为"DDS（Drug Delivery System）"。

今后，我希望还能研发出更优质的、无副作用的抗癌药，并早日将其应用在临床治疗中。

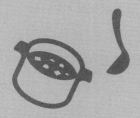

抗癌药P–THP传输到癌细胞的过程

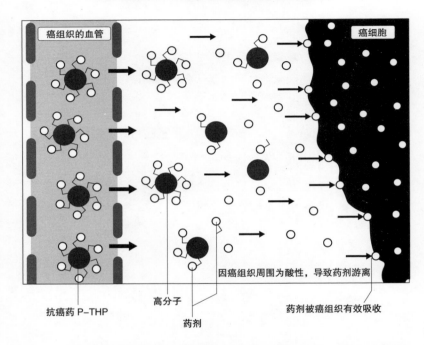

出现在图左边的是血管，出现在右边的是癌组织。●是体积大的分子
（高分子聚合物），以纽带连接的○则是攻击癌症的药剂。

第 **3** 章

蔬菜是清除
活性氧的"灵丹妙药"

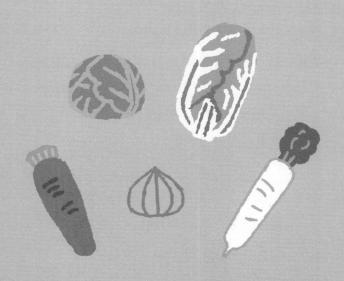

造成癌症等疾病与老化的祸首
活性氧是什么？何谓氧化？

活性氧是使细胞与基因氧化的万病之源

何谓活性氧？活性氧为什么对身体来说如同剧毒？

所谓活性氧，就是电子有部分缺失，反应性变高的氧气分子。之所以反应性高，就是因为容易和其他物质结合。活性氧同其他物质结合的反应就称为"氧化"。简单来说，活性氧具有可使其他物质氧化的超强氧化力。

我就用铁锈来解释好了。即使再坚固的铁，只要一直暴露在空气（氧气）中，也会因氧化而生锈。正如铁会与氧气发生氧化反应而锈蚀一样，细胞和基因也会与活性氧发生氧化反应，从而引发机体老化和各种疾病，甚至造成死亡。

每个人都逃离不了活性氧的魔掌。毕竟我们呼吸所吸入的氧气当中，有2%~3%会在体内变成活性氧。

活性氧是一把双刃剑，正因为含有剧毒，才能承担起击退入侵的病毒与细菌的重任，但如果活性氧过多，健康的细胞就会被其氧化，导致机体的老化与疾病。

比如，如果血液中的低密度脂蛋白胆固醇（又称坏胆固醇）发生氧化，血管就会受损，形成动脉硬化，甚至会引发高血压、心肌梗死和脑卒中。胰脏中的β细胞一旦发生氧化，帮助吸收血液中葡萄糖的胰岛素就会减少，从而引发糖尿病。

活性氧最常攻击的对象就是细胞的细胞膜，使细胞膜的脂质发生氧化。细胞膜的脂质发生氧化后，会变成含有剧毒的过氧化脂质。过氧化脂质同蛋白质结合后所形成的脂褐素（Lipofuscin），会引起老人斑和皱纹，如果附着在人脑，则会引发阿尔茨海默病。此外，过氧化脂质会降低皮肤的保湿力和屏障功能，引发异位性皮炎。

癌症也是由于遗传基因（DNA）受活性氧攻击，发生突变所致。也就是说，活性氧与衰老以及癌症、心脏病、高血压、糖尿病、风湿病、阿尔茨海默病等多种疾病息息相关。

癌症发生的每个阶段都有活性氧的参与

前面我们提过，癌症的罪魁祸首是活性氧。人体内时刻进行着将老旧细胞淘汰替换为新生细胞的新陈代谢，过程中会将老旧细胞的基因信息正确复制，再由新生的细胞继承。然而，如果没有正确复制基因信息，基因就会出现异常，进而产生癌细胞。

而基因信息会被错误复制，少不了活性氧的参与。前面我们说过，活性氧会使细胞膜的脂质发生氧化。一旦细胞膜因氧化而受损，细胞中的核酸（基因的材料）就会发生变异，这样就会在基因复制的过程中出现错误。

据说，人体每天都会产生5000~6000个带有基因异常的细胞。我们之所以没得癌症，就是因为人体自身的免疫监视系统能在癌症萌芽之初就将其摘除。然而，免疫系统会随着年龄增长而逐渐衰弱，一旦免疫系统衰弱，就会错过癌症萌芽的初期征兆，放任癌症发生。不过，癌症的形成并不是一蹴而就的，它会经过三个阶段，且需要好长一段时间才会逐渐恶化。

◆ 第一阶段　启动期

香烟、废气、紫外线、酒精、食品添加剂等致癌物，以及病毒和压力等都会催生出活性氧，导致基因异常，引发错误复制。这就是癌症的萌芽阶段。

◆ 第二阶段　促进期

在激素、紫外线、酒精等各种致癌物的作用下，早期的癌细胞开始分裂并生长。活性氧也是促使癌症发生的物质。正常细胞的寿命一般来说是有限的，但这个阶段的细胞却能永生。

◆ 第三阶段　进展期

逃过免疫系统监视的癌细胞会不断增殖，活性氧也会进一步促进其增生。

🥄 蔬菜汤能消除"奇毒无比"的活性氧

导致癌症的活性氧有各种类型，其中毒性最强的活性氧是脂质过氧化自由基（Lipid Peroxyl Radicals）。脂质过氧化自由基是由体内脂质氧化所形成的过氧化脂质，是和铁之类的金属结合而产生的。

脂质过氧化自由基的一大特征是寿命长。其他活性氧在体内产生后，转眼间就会消失得无影无踪。而脂质过氧化自由基却能存在好几个小时，在体内不断游走，并进入细胞膜，破坏遗传基因。

由此我们可以判断，脂质过氧化自由基在癌症从促进期转化为进展期（增殖期）的过程中起到了关键作用。而且我们所做的实验，也证实了脂质过氧化自由基是促进大肠癌发生的主要物质。

不过，这种穷凶极恶的脂质过氧化自由基可用蔬菜汤加以清除。食用蔬菜汤，不仅能减轻基因的损伤，还能抑制癌症的发展速度。这些在我们的实验中都已得到证实。

蔬菜汤的抗氧化力让人惊艳。天天坚持饮用蔬菜汤，不只能预防癌症，还可预防各种生活习惯病，并延缓衰老。我之所以建议大家喝蔬菜汤，原因就在于此。

想要有效消除活性氧的伤害，
最好的方法是摄取蔬菜

人体清除活性氧的能力会随年龄增长而衰退

实际上，人体自身就会制造抗氧化物质，也就是"清道夫（Scavenger）"来消除活性氧。具体而言，这些"清道夫"包括超氧化物歧化酶（Superoxide Dismutase，简称SOD）、过氧化氢酶（Catalase）、谷胱甘肽以及过氧化酶（Peroxidase）等酶类（促成体内化学反应的物质）。它们会清除活性氧，防止疾病的发生。由于身体能生产抗氧化物质，因此即使我们的身体被活性氧稍稍攻击，也丝毫不受影响。

问题是随着年龄增长，人体制造这些"清道夫"的能力会逐渐衰退。渐渐地，面对活性氧的攻击，就有些招架不住了。

而除了呼吸所吸入的氧气会产生活性氧，紫外线、放射线、食品添加剂、农药等化学合成物，以及香烟与废气等污染物都会产生活性氧。剧烈运动、睡眠不足等不规律的生活习惯也会促进活性氧的产生。

另外，我们通过研究进一步了解到，体内一旦感染病毒，病灶区的活性氧会增加数百倍之多。

总之，我们的生活周遭处处充满活性氧。因此，如果自身的"清道夫"处理不过来，身体就会加速氧化，从而导致衰老和疾病。

活性氧的产生原因及与活性氧有关的疾病

> 紫外线、放射线、化学物质、香烟、酒精、污染物、废气、
> 生活不规律、压力、剧烈运动

▼

活性氧的产生

▼

老化

> 动脉硬化、心肌梗死、高血压、糖尿病、脑卒中、癌症、异位性皮炎、
> 类风湿性关节炎、色斑、皱纹、白内障、肺炎、肺气肿、
> 帕金森综合征、阿尔茨海默病

人只要活着，就摆脱不了活性氧

人只要活着，就逃脱不了活性氧的魔掌。而且随着年龄增长，人体制造活性氧"清道夫"的能力会随之衰退。

既然不能单靠"清道夫"为我们的健康把关，那就要找帮手来清除凶残的活性氧，其中最好的帮手就是果蔬。果蔬含有丰富的植化素、维生素与矿物质，这些成分可直接或间接清除活性氧。因此，摄取足量的果蔬，可预防衰老、癌症和种种生活习惯病。

事实上，许多流行病学调查（用流行病学的方法进行的调查研究，主要用于研究疾病、健康和卫生事件的分布及其决定因素）表明，吃大量果蔬的人不易患癌症和生活习惯病，且较为长寿。

蔬菜含有丰富的抗氧化物质

蔬菜含有许多抗氧化物质，其中最具代表性的是植化素、谷胱甘肽，以及维生素A、维生素C、维生素E。我接下来将会对它们逐个进行分析。

蔬菜所富含的抗氧化物会清除活性氧

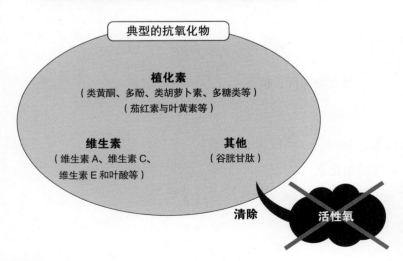

典型的抗氧化物

植化素
（类黄酮、多酚、类胡萝卜素、多糖类等）
（茄红素与叶黄素等）

维生素
（维生素 A、维生素 C、
维生素 E 和叶酸等）

其他
（谷胱甘肽）

清除　　活性氧

抗氧化物质① 植化素

天然的抗氧化物质

蔬菜中典型的抗氧化物质是植化素。植化素是一种存在于植物中的天然化学物质，可以帮助植物本身对抗滤过性病毒、细菌和真菌，是构成植物的色素、香气、辣味与苦涩味的成分。它们有着不同于通常营养素的作用。一般认为植化素的种类超过一万种，其中有九成包含在果蔬等植物性食品中。

对人类而言，植化素具有抗氧化、增强免疫力等功效。

人体自身无法制造植化素，因此，为了避免细胞与基因氧化，我们只能从植物中摄取植化素。下面我列举几种具有代表性的植化素。

◆ 多酚

蔬菜、水果、茶类、红酒等多种食物都含有多酚。它是一种具有强大抗氧化作用的黄色色素，在植化素中种类最多，达四千种以上。以洋葱所含的槲皮素、茶类所含的儿茶素，以及蓝莓与红酒等食物所含的花青素（Anthocyanidin）为主要代表。

◆ 类胡萝卜素

类胡萝卜素是一类重要的天然色素的总称，普遍存在于动物，高等植物，真菌，藻类中的黄色、橙红色或红色的色素之中。在胡萝卜、南瓜、西红柿、茼蒿、菠菜及西兰花等蔬菜中含量丰富。它的抗氧化作用很强，具有抑制癌症和生活习惯病、美化肌肤，以及预防色斑和保护视力的功效。

胡萝卜与南瓜中所含的β-胡萝卜素会在体内转化为维生素A，维生素A具有强大的抗氧化作用，因此具有预防癌症的功效。

西红柿的红色色素茄红素也因其强大的抗氧化作用而具有预防癌症的功效。

菠菜和西兰花中富含的黄色色素，即叶黄素，也具有强大的抗氧化作用，可保护皮肤与视力。

◆ **硫化合物**

它是构成大蒜、葱与芥末的辛辣味道和刺激性气味的成分，具有较强的抗氧化及抗菌作用。

典型的硫化合物就是大蒜中的蒜素（Allicin），蒜素不仅具有强大的抗氧化作用，还有促进血流通畅的作用。

多种植化素相互合作，强化效果

植化素有多种功效，比如具有消除引发癌症的活性氧，以及间接抑制细胞癌变等功效。

西兰花、菜花和羽衣甘蓝等十字花科蔬菜富含萝卜硫素（Sulforaphane），这种成分会诱导机体产生能够化解致癌物毒性的酶。

西红柿、青椒与胡萝卜中所含的香豆酸（p-Coumaric Acid）和绿原酸（Chlorogenic Acid）同属多酚类物质，能够有效抑制促癌激素的分泌。

癌细胞一旦增殖，就会生成新的血管来吸收营养。作为一种生物黄酮，大豆异黄酮具有阻止血管增生的作用，尤其会抑制前列腺癌细胞的增殖。

果蔬中含有丰富的维生素 B 群、维生素 C 以及维生素 E。这些维生素类的抗氧化物质会与植化素相互合作，共同增强果蔬的抗氧化力。

此外，蔬菜中富含的纤维素与半纤维素等膳食纤维，会增加肠道中的益生菌，并抑制有害菌的产生。益生菌能够润肠通便，促使肠道内的白细胞活跃，从而增强免疫力，预防大肠癌。

由此可见，坚持食用各种蔬菜，能有效摄取多种抗氧化物质。在这些物质的共同作用下，身体的免疫力会得到极大的提升，从而有效预防包括癌症在内的多种疾病。

可预防癌症的植化素作用

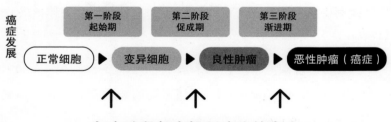

每个阶段都在抑制癌症的发生

植化素
· 利用抗氧化作用来预防基因受损　· 提升免疫力
· 抑制癌细胞生长　· 化解、排泄致癌物毒性
· 抗感染

抗氧化物质②
维生素 A、维生素 C、维生素 E

抗氧化维生素的王牌

蔬菜中含有丰富的抗氧化维生素，主要包括能在体内转化成维生素 A 的 β-胡萝卜素、维生素 C 与维生素 E。这些维生素能够发挥强大的抗氧化功能，因此被称为"抗氧化维生素的王牌"。

南瓜与胡萝卜等黄绿色蔬菜富含的 β-胡萝卜素，被肠道吸收后会转化成维生素 A，维生素 A 可以在细胞膜内部击退活性氧。

维生素 A 还具有强化视力，保护皮肤与黏膜，促进生长和维持生殖功能等作用。

水溶性的维生素 C 则能够清除血液中的活性氧。维生素 C 能够促进干扰素的生成，进而抑制病毒增殖，提高机体的免疫力，还能够合成保护皮肤和骨骼的胶原蛋白，并抑制黑色素的合成，具有抗衰老与预防疾病的效果。

维生素 E 会在细胞膜的表面待命，中和脂质过氧化自由基，防止细胞膜氧化。倘若身体缺乏维生素 E，细胞膜的脂质便会氧化成毒性极强的过氧化脂质，从而加速机体衰老，诱发动脉硬化等症状。

维生素 A 与维生素 E 为脂溶性，可以在细胞膜与血液中的低密度脂蛋白胆固醇等脂质多的地方发挥作用，抑制脂质氧化。

在清除脂质过氧化自由基时，维生素 E 会转变成活性氧，但随后会被细胞膜外的维生素 C 中和，从而恢复其抗氧化力。

维生素 E 和 β-胡萝卜素都能防止低密度脂蛋白胆固醇氧化，预防动脉硬化，维护血管健康。

这三种维生素即使单独运作，也能发挥作用。不过，如果分工合作，彼此互补，效果会更好。而食用蔬菜汤，就能全面摄取这些抗氧化维生素，使其最大限度地发挥抗氧化功效。

抗氧化物质③ 谷胱甘肽

抗氧化作用极佳的治疗药

除了植化素和抗氧化维生素，蔬菜中重要的抗氧化物质还有谷胱甘肽。谷胱甘肽可清除脂质过氧化自由基，预防癌症与炎症。谷胱甘肽的抗氧化作用极佳，甚至被当作治疗慢性肝炎、白内障、口腔炎、皮肤炎、溃疡以及动脉硬化的药物来使用。

黄绿色蔬菜如香芹、西兰花的花球以及菠菜等，每100g中就含有12~16mg谷胱甘肽，含量特别丰富。其他如青椒、西兰花梗、菜花和马铃薯等，每100g中含有4~7mg谷胱甘肽。

谷胱甘肽除了具有抗氧化的作用，还有解毒作用，它会与致癌物等有害物质结合，将其转化成无害物质，并通过胆汁或尿液排出体外。

谷胱甘肽还能够对在体内运作的各种抗氧化物质起到保护作用。比如，维生素 C 在清除活性氧后，也会转化成活性氧（维生素 C 自由基），而谷胱甘肽会中和维生素 C 自由基，将其复原，恢复其抗氧化力。

其实人体也会制造谷胱甘肽，但产量会随着年龄增长而不断减少，因此血液中谷胱甘肽的浓度也会逐渐降低，从而无法有效抑制活性氧，导致机体衰老加速，使人更容易生病。

这时候就要喝蔬菜汤了。

谷胱甘肽是水溶性的。经过烹煮，蔬菜中的谷胱甘肽就会溶在汤里，方便摄取。通过喝汤所摄取的谷胱甘肽会被肠道吸收，随着血液循环到达全身，发挥抗氧化作用。

此外，多酚、类黄酮与类胡萝卜素等植化素可促进谷胱甘肽合成酶的生成，增加体内谷胱甘肽的数量。

可见，饮用蔬菜汤，既能够有效摄取谷胱甘肽，也能够促进谷胱甘肽的合成，从而达到预防疾病的效果。

流感病毒明明已经消失，
为什么实验鼠还是死了？

"感染流感病毒的实验鼠并不是死于流感病毒本身。"1989 年，我在全球知名科学杂志《科学》（*Science*）上发表论文，第一次指出这一事实，引起了极大轰动。

按照德国细菌学家罗伯特·科赫（Heinrich Hermann Robert Koch）的定义，病原体必定是在遭受感染的生物体内。

我先让实验鼠感染流感病毒，再追踪整个过程。结果发现，实验鼠死亡时，体内完全不存在任何病毒。既然体内不见病毒的踪影，为什么实验鼠还是死了呢？

根据我的研究结果，实验鼠的肺部产生了大量的超氧化物（Superoxide），而这些活性氧使实验鼠得了肺炎。

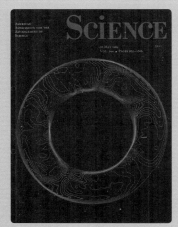

《科学》杂志刊登了前田教授的论文。他在论文中指出，病毒并不会杀死宿主，宿主的真正死因是活性氧。

当身体受到病毒等外来敌人入侵时，就会启动免疫系统，保护自己免受病原体侵害。为了杀死病毒，负责防御的白细胞会制造大量的活性氧，对病毒发动猛攻。这样，实验鼠体内也会遭到活性氧的乱枪扫射，导致肺部受损。

病毒只是诱因而已，实验鼠的病情之所以会恶化终至死亡，不就是因为活性氧吗？

根据这种假设，我用能够清除活性氧的食物喂食实验鼠。结果感染流感病毒的实验鼠有 95% 存活了下来。这足以证明，机体在感染病毒的情况下，杀死宿主的往往不是病毒，而是活性氧。

事实上，当身体受到病毒攻击时，免疫系统有时会反应过度，制造出大量活性氧，导致活性氧的破坏力大增，因而引发各种炎症性疾病，比如肝炎、胃炎和异位性皮炎等。

单独服用维生素与食用蔬菜有何不同

1994 年 5 月 11 日，美国知名时政杂志《新闻周刊》（*Newsweek*）发行了一期名为《预防癌症，吃菜比吃药更有效》的特刊，其中详细讲解了蔬菜中维生素与植化素的强大功效。这期特刊最后的结论让许多人大为震惊。

这本特刊告诉大家，想要预防癌症，与其服用维生素，不如多吃蔬菜。

当然，这个结论并非来自天马行空的假想，而是在众多研究成果的基础上得出的。

维生素 C 以及在体内会转化成维生素 A 的 β-胡萝卜素，都以其强大的防癌效果而备受人们关注。另外，人们用实验鼠所做的实验也证明了 β-胡萝卜素可用来预防紫外线所造成的皮肤癌。

但这并不适用于人体。

在芬兰，有研究者以 3 万名男性重度吸烟者为对象进行研究，结果出人意料：坚持服用 β-胡萝卜素的实验组，竟然出现了罹患肺癌与前列腺癌的风险增高的结果。此外，从其他研究中也已得知，单独服用维生素有可能诱发细胞癌变。

通过种种研究，我们可以确定，单独摄取 β-胡萝卜素或维生素 C，不但不能起到防癌效果，反而有可能提高患癌风险。

另一方面，大量的流行病学资料已经证实，摄取越多黄绿色果蔬的人，患这些癌症的概率就越低。

因为蔬菜中所含的多种成分可直接清除引发癌症的活性氧，或间接抑制癌变。我们之所以提倡多吃蔬菜，原因正在于此。

第 **4** 章

喝蔬菜汤
能让身体更健康，
使人重获青春活力！

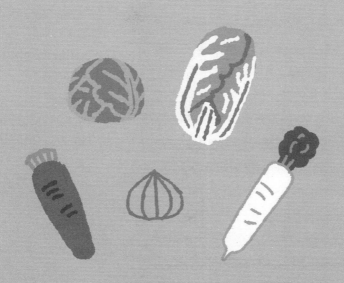

喝蔬菜汤可改善多种生活习惯病，还有奇佳的抗衰老效果！

白内障与异位性皮炎获得改善的实例

蔬菜汤不仅对癌症有效，而且可改善高血压、糖尿病等生活习惯病，以及眼疾和皮肤病。自从我将蔬菜汤的功效分享给大家后，就不时接到亲身实践者寄给我的喜讯。

我曾收到某位大学医学院名誉教授（当时 83 岁）的来信，信中说："自从我开始喝蔬菜汤后，白内障的症状明显减轻许多，为重考驾照所做的视力检查也轻松过关。"

后来我又收到对方的来信，信中说道："我告诉认识的眼科医生，自己的白内障症状已有改善，对方却不相信，甚至还怀疑我根本就没得白内障。于是我前往大学医院的眼科中心，请医生帮我确诊。"

这位教授饮用的蔬菜汤以含有大量叶黄素的小松菜等深绿色蔬菜为主要成分。植化素中的叶黄素有强大的抗氧化作用，可有效预防并改善活性氧所引起的白内障与老年性黄斑变性（中央视野会扭曲变形的眼疾）等眼病。

还有几位患者靠喝蔬菜汤改善了异位性皮炎。异位性皮炎大多是由毒性极强的脂质过氧化自由基造成的，会引发皮肤干燥及皮肤炎症等症状，而蔬菜汤中的植化素与抗氧化维生素能够有效抑制脂质过氧化自由基对会皮肤的伤害，进而改善异位性皮炎的症状。

蔬菜汤能有效防治高血压、糖尿病、脂肪肝与代谢症候群

多年来，内科医生高桥弘（哈佛大学医学院前副教授、日本麻布医院院长）一直都在倡导和指导患者通过饮用蔬菜汤来辅助治疗疾病。他说，蔬菜汤对于高血压、糖尿病、脂肪肝、代谢症候群、异位性皮炎和癌症等多种疾病都有不错的防治效果。

根据高桥医生的说法，使用蔬菜汤疗法的患者首先会排便顺畅，不容易疲劳和感冒。他认为，如果在常规治疗中配合使用蔬菜汤疗法，可以获得事半功倍的治疗效果。

喝蔬菜汤也能预防骨质疏松症

蔬菜汤具有抗衰老的作用。

西红柿的茄红素与先前提到的叶黄素可有效清除因紫外线照射而产生的活性氧，从而预防晒斑、色斑与皱纹。因此，如果各位想要延缓皮肤老化，就请坚持喝用西红柿和深绿色蔬菜煮成的蔬菜汤吧。

另外，蔬菜汤还有防治骨质疏松症的功效。所谓骨质疏松症，就是因骨骼的钙质流失而导致骨量减少、骨脆性增加的一种疾病。

蔬菜含有丰富的造骨成分。蔬菜富含维生素 C，这种维生素是制造胶原蛋白、保持骨骼弹性的必需成分。小松菜与茼蒿含大量可强化骨骼、提高钙质利用率的维生素 K。茼蒿和西兰花中富含的叶酸也与骨骼的发育关系密切。

提起预防骨质疏松症的食品，大多数人都会想到牛奶或酸奶等乳制品，不过，有人对主要通过乳制品来补充钙质的欧美女性，以及较少摄取乳制品的日本女性发生大腿骨折的比例进行了比较，结果如下图所示。

日本人与欧美人随年龄增长而出现大腿骨折的发生率变化

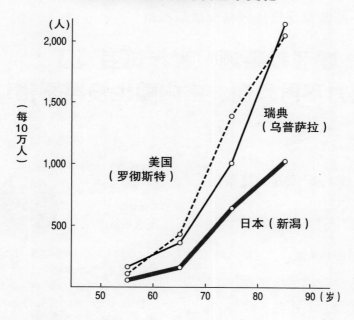

我们一般会认为，常喝牛奶的欧美女性发生大腿骨折的比例应该比较小，然而结果却显示，日本女性发生大腿骨折的比例反倒比较小。日本女性肯定不像欧美女性那样经常喝牛奶，想必她们是靠吃蔬菜和鱼来保持骨骼强健的吧。

喝了蔬菜汤，老年斑变淡了，
视力不再衰退，白内障也没再恶化！

有科学依据的蔬菜汤

"哎呀，这真是有意思。"

1995年的某一天，熊本大学医学院的前田浩教授（现为名誉教授）送我一本他的著作《蔬菜能有效预防癌症吗？》，那时我正担任爱知县防癌中心研究所所长。

我的专业是流行病学。所

日本爱知县防癌中心
名誉总长
富永裕民

1937年生于日本兵库县。1962年毕业于日本大阪大学医学部。历任美国马里兰大学医学系副教授、爱知县防癌中心研究所所长等职，于2001年就任日本爱知县防癌中心总长，2007年卸任后任名誉总长。他是日本流行病学、预防医学的研究先驱，长期研究循环器官和癌症流行病学。还曾历任日本癌症学会会长、日本癌症预防学会理事长与日本流行病学学会会长等职。

谓流行病学，就是研究特定人群中疾病、健康状况的分布及其决定因素，并研究防治疾病及促进健康的策略和措施的科学，它以"预防疾病"为一大目的，是预防医学的一个重要组成部分。

正因为这样，我才会被该书标题中的"预防癌症"一词所吸引。于是，我赶紧翻开这本书，看到书上写有"如果将蔬菜煮成汤，就能最大限度地发挥其抗氧化作用，这比生吃蔬菜更能有效预防癌症及衰老"这段话。

只要我们活在世上，就逃不出活性氧的魔掌。活性氧就是人体内产生的有害物质，是包括癌症在内的种种疾病与衰老的主要推手。前田教授在书中建议大家饮用蔬菜汤来保护自己不受活性氧的侵害，并提供了足以证明蔬菜汤功效的调查结果和实验数据等科学依据。

这本好书使我感激不已，从此以后，我常常会利用各种机会向大家推荐这本书，同时自己也开始饮用蔬菜汤。

我认为，如果不采用自己觉得方便又好吃的食用方式，恐怕撑不了多久，于是绞尽脑汁，最后决定以吃火锅的方式来食用蔬菜汤。

我最爱吃火锅，也经常吃。煮火锅时，加入足量的大白菜、白萝卜与胡萝卜等多种蔬菜一起煮，然后连汤一起喝掉，这就等于是在喝蔬菜汤了。因此,我一星期大概有五天都吃火锅。

由于用酱油、味噌来调味会摄取过多盐分,因此我决定不用调味料,直接用水来煮着吃。我和太太平日就极力避免摄取盐分,早就习惯了清淡口味,所以不放调料,也照样吃得津津有味。就这样,晚餐时先吃掉三分之二,隔天早上再吃完剩下的三分之一。

🥄 喝了蔬菜汤,我的白内障症状竟然好转了

从此,我坚持食用蔬菜汤,不过直到 2004 年,我才真切地意识到蔬菜汤的效果。

那年,我去参加在福冈召开的日本癌症学会交流会,正好和我同桌的是九州大学名誉教授仓恒匡德,他兴奋地告诉我:"我听从前田教授的建议饮用蔬菜汤,结果白内障有改善哦。"

听到他的话,我突然想起大概十年前,我在做全身检查时,也被确诊为白内障。不过因为当时症状不严重,不影响日常生活,所以我就没有把它当回事。

一般来说,如果不做任何治疗,过了十年,白内障应该会

恶化，视力也会逐渐模糊。可是我却完全感受不到任何迹象。

因为在被诊断出有白内障后，我就读了前田教授的书，以吃火锅的方式开始食用蔬菜汤，如此看来，这十年间我的白内障没有恶化，甚至还有所好转，应该都要归功于蔬菜汤啊。从那以后，我越来越热衷于喝蔬菜汤了。

蔬菜汤很好做

蔬菜汤向来都是我太太亲自下厨煮的，下页的照片就是其中一例，煮法如下所示。另外，我家的汤头也是自制的。

◆ 汤头的煮法

将两块 5cm 长宽的方形海带、两朵干香菇、五六条去头的小鱼干放进约 1000ml 的水里泡一整夜。（这个汤头要用来煮汤，所以不要倒掉）

◆ 蔬菜汤（火锅）的煮法

❶ 第二天早上，将 500ml 左右的汤头和海带等汤渣一起放进锅里。

❷ 放入白萝卜、胡萝卜、洋葱、红叶生菜、葱和上海青等

蔬菜慢慢熬煮。我们每天使用的食材都不同，不过一般都会加入五种左右的蔬菜，有时也会加一些油豆腐。大约煮十分钟。

❸ 分装到小钵中，不调味直接食用。

这样汤中既有海带的盐分，又充分呈现出蔬菜的鲜味，即使不加调味料，也能吃得津津有味。如果有人觉得味道淡，可以加入少许酱油。

我家为了避免摄取过多盐分，吃饭时从不摆味噌酱，也没有喝味噌汤的习惯。所以就把蔬菜汤当味噌汤饮用。

简单好做又美味，才能持之以恒

饮用蔬菜汤一段时间后，我太太仔细端详着我的脸庞说："你脸上的色斑变淡了啊。"

我如今 79 岁，大概从十年前，我的脸上就长了不少老年斑。不过自从我开始饮用蔬菜汤后，脸上的色斑变得很淡。有时自己照镜子，都能明显地感觉到色斑变淡了。尽管我是男人，但看到色斑变淡，也还是感到很开心。

另外，我的白内障症状也没再出现，视力变得非常清晰。不仅如此，我的老花眼也没再恶化，不戴眼镜照样能不费力地

富永裕民教授的蔬菜汤煮法

食材

· 按个人喜好选用蔬菜，我们一般用白萝卜、胡萝卜、洋葱、红叶生菜、葱和上海青等。
· 前一天晚上先做好汤头。
· 还可以加入油豆腐。

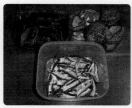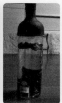

汤头
　准备好海带、香菇和小鱼干，加水（500ml 两人份）泡一晚。

做法

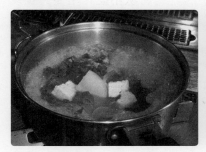

① 将汤头和蔬菜加入锅中熬煮。

※ 不用放盐、味精等调味料，就能品尝到汤头和蔬菜的鲜味。如果嫌味道淡，可以加少许酱油。

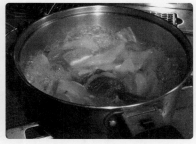

② 让汤多沸腾一会儿。

③ 完成了。

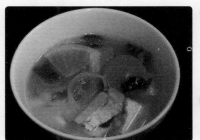

食用方法

　晚餐时先吃掉三分之二，隔天早上再吃完剩下的三分之一。

看报。而且我一颗牙齿都没掉，全都是自己的牙。

小我一岁，和我一起饮用蔬菜汤的太太也一样，既没得白内障，也没得老花眼，智齿以外的牙齿也都完好无缺。

每年体检时，体检医生都惊讶地对我说："您都这个年纪了，身体却还出奇得硬朗，什么毛病都没有。"看来，我已经完全远离医院了。

我太太有轻度的慢性病，偶尔会去医院做检查。不过，以她的年龄来说，身体还算挺健康的。我想这在很大程度上应该归功于蔬菜汤吧。

当然，维持健康不能光靠饮食，还要坚持运动。我们夫妻以一天健走八千步为目标，还坚持打太极拳。

虽然说"良药苦口"，但若真的不好喝，肯定无法坚持。只有一两次好喝也不行，天天都能吃得津津有味才是最重要的。细火慢炖而成的蔬菜汤虽然做法简单，却风味极佳，让人可以毫不费力地坚持喝下去。

战胜了仅三成治愈率的癌症，我的身体渴望着常备蔬菜汤

食疗的效果不输于药疗

从 15 年前开始，我家的冰箱里就常备有蔬菜汤。自从 40 岁那年被诊断出患阑尾癌后，我就开始食用蔬菜汤了。

阑尾是大肠的一部分，位于盲肠与回肠之间。由于这种癌症病例数较少，我找不到该病患者五年存活率的统计数字，不过在手术后，医生告诉

散文作家
岸本叶子

1961年生于日本神奈川县。毕业于东京大学教养学部。留学中国后开始写作，发表了许多有关饮食与生活风格的生活散文和以旅行为主题的随笔，颇受女性读者欢迎。著有《餐桌上一无所有的日子：舒适过生活的风格读本》《周末看护》《养命餐》等多部作品。

我，手术治愈的可能性约为30%。至于手术后服用的抗癌药能否提高治愈率，医生们的看法似乎存在分歧。

在做了种种尝试后，我开始接受中医疗法。同时医生开始指导我进行食疗，还以"食疗的效果不输于药疗"这句话告诉我饮食的重要性。我也打从心底认同，所以每天都坚持食疗，而食疗的主角就是蔬菜汤。

中医医生所用的食疗法很有讲究，所有食物都不能加肉类、大型鱼类和含有人工添加剂的调味料，而是以岩盐等遵循古法所制作的天然调味料来为蔬菜、海藻、菇类以及竹荚鱼之类的小型鱼调味。

一开始会感觉比较辛苦，不过好在我原本就喜欢下厨，经过一段时间的适应，我就开始享受做菜的乐趣了。同时我觉得食材的天然风味好极了。其中最让我期待的，就是每天都能吃到料多味美的蔬菜汤。

🥄 好味道深深沁入心脾

为了能够持之以恒，我在采用食疗法时，特地允许自己偷一下懒，每次多做点，多吃几顿。所以，对于蔬菜汤，我也会每次多做一些。

我一定会放的蔬菜是洋葱和胡萝卜，另外还会加入卷心菜或大白菜，夏天会加入南瓜，冬天会加入白萝卜。

做法再简单不过，只要将各种蔬菜切成适当的大小放进锅里，加入足量的水慢慢炖煮即可。用一个大点的锅，炖煮后保存在冰箱里，大概就够我吃四天了。

先不用调味，每次要吃前，先热一热，然后再按需加入调味料或其他食材即可。胡萝卜、洋葱等根茎类蔬菜会越炖越有味道，就算不加调味料也很美味。

倘若每天早上起来喝一碗蔬菜汤，你会享受到鲜美的滋味一下子沁入心脾的感觉。整个人也会瞬间精神焕发起来。如果晚上肚子饿，又怕此时吃东西不好消化的话，也可以喝碗蔬菜汤来充充饥，暖暖身子，完全不用担心会给身体增加负担。

因为有这些事先煮好的蔬菜汤，我可以毫不费力地张罗出满桌菜肴。起初喝蔬菜汤是为了治病，但后来觉得蔬菜汤既好吃又方便，于是我就索性把它当作自己的每日必备食物了。

皮肤变得晶莹剔透，血液循环格外顺畅

在我坚持饮用蔬菜汤三个月后，一直很照顾我的化妆师说我的皮肤变得更加晶莹剔透了。那位化妆师说，如果皮肤下的

岸本叶子老师的蔬菜汤煮法

食材

　　我一定会放的蔬菜是洋葱和胡萝卜，另外还会加入卷心菜或大白菜，夏天会加入南瓜，冬天会加入白萝卜。

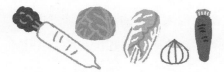

做法

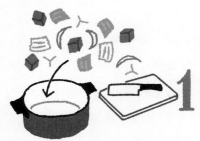

1　将各类食材切成适当的大小，放入锅中。

2　加水熬煮。

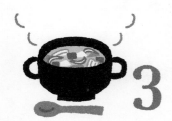

3　做好后，不加调料直接吃。

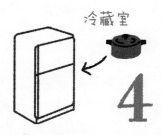

冷藏室

4　如果吃不完，就放进冰箱保存。

血液流动顺畅，皮肤就会变得晶莹剔透。看来，由于我常喝蔬菜汤，血液循环也似乎变得更加顺畅了。

两年后，我接受了血液精密检查。果然，检查结果证实我的血液循环确实非常顺畅，而且各项指标都非常优秀，就连检查人员都为之一惊，他们甚至给我打包票说："你绝对不可能得动脉硬化。"

从我接受癌症手术到现在已有十五年之久，多亏了蔬菜汤，我的癌症没有复发，身体状况也好极了。

不求病会痊愈，只为享受美味

我并不认为只要进行食疗，癌症就不会复发。

因为倘若抱着这种想法，一旦结果不如人意，就会觉得自己的努力都白费了，从而产生失落悲愤之感，这样未免太过痛苦。因此，我是抱着品尝美食的心态来进行食疗的。

如今我越来越感觉到蔬菜汤正是最为符合自己要求的食物，自己的身体已经离不开蔬菜汤的滋养了。

我认为，对那些摄取蔬菜量不足的人来说，蔬菜汤是最佳的选择。如果你想天天喝蔬菜汤却嫌麻烦的话，可以像我一样，每次多做一点儿，这样就不需要每天都做了。

可能有人喜欢在蔬菜汤里加入培根等肉制品，但我还是建议大家饮用只含蔬菜的简单菜汤。尽管刚开始你可能会觉得味道有点寡淡，但只要坚持饮用，就能品尝出蔬菜的浓醇风味。相信我，久而久之，你肯定会深深地爱上蔬菜汤的味道。

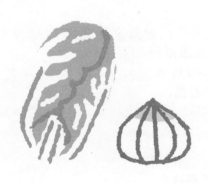

吃起来津津有味，才能持之以恒！
天天实践的蔬菜汤疗法

早餐就从喝蔬菜浓汤开始

每天我的早餐都是从喝蔬菜浓汤开始的。先用大号马克杯盛250~300ml 蔬菜浓汤，喝完后，才开始喝咖啡，吃燕麦片和松饼等。

一直以来我都这么吃，因此一到美国出差，我便深深感觉到自己的蔬菜摄取量严重不足。欧洲的餐厅有许多熟菜料理，但美国的餐厅只会端出一些蔬菜沙拉。因为我不能吃太多生的蔬菜，所以蔬菜的摄取量自然就不足了。

我们家都是由我太太负责煮蔬菜汤的。一星期煮两次就够了，等汤凉了以后，再分装保存在冰箱里。

每当她准备外出旅行时，都会在冰箱里给我储存好几份蔬菜汤。多亏有这些存粮，我向来不缺蔬菜汤喝。

如果需要把蔬菜汤长期保存在冰箱里，我会在 300ml 的汤里加入一滴维生素 C。维生素 C 有抗氧化和杀菌作用，既能当抗氧化剂，也可当防腐剂。加到汤里，汤就不会变味了。

蔬菜汤最好用大点的锅来煮。在锅里加入蔬菜和相当于蔬菜量三倍的水，细熬慢煮之后，再将手持式搅拌器放进锅里，将蔬菜汤搅打成浓汤状。蔬菜汤当早餐吃或许会让人觉得太过丰盛，但煮成浓汤就很好入口了。

🥄 能品尝美味才叫幸福

我们为了减少盐分摄取，汤中往往不加调料。不过，有时为了变换一下口味，会加入少许岩盐、味噌或酱油来提味。

蔬菜则尽量选用露天栽培的当季蔬菜。我不只会在超市采购蔬菜，也常去售卖新鲜蔬菜的菜市场采购。

我家的蔬菜汤一般都用 6 种左右蔬菜。蔬菜种类越多，就越容易摄取到多种抗氧化物质。至于具体选用哪些蔬菜，要视季节而定，不过我常以洋葱、胡萝卜、卷心菜和南瓜为主要食材。

前田浩教授的蔬菜浓汤煮法

食材

常用的蔬菜有胡萝卜、洋葱、卷心菜、南瓜、芹菜和西兰花。另外还会根据季节加入应季蔬菜，比如白萝卜、菠菜、小松菜、西红柿、马铃薯、牛蒡、莲藕等。

做法

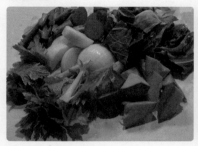

① 将蔬菜切成适当的大小。

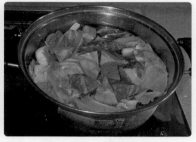

② 放入锅中，加入适量的水。

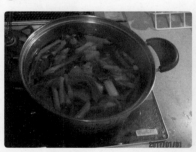

③ 煮30~60分钟。（因为要做浓汤，所以需要煮得久一点，否则煮20~30分钟就够了）

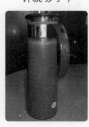

⑤ 大功告成。凉了以后分装保存在冰箱里。

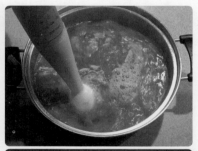

④ 蔬菜煮软后，用手持式搅拌器打成浓汤。

食用方式

每天早上倒一杯，搭配早餐一起吃。

除洋葱外，其他蔬菜都不去皮。南瓜只去籽，连瓤也拿来利用，蔬菜被切掉的部分也全都放进锅里一起煮。

如果想要蔬菜汤发挥强大的抗氧化作用，就多加一些深绿色蔬菜，比如胡萝卜叶、白萝卜叶、西芹和西洋菜等。

春天在附近清澈的小溪中采摘一些鲜嫩的西洋菜加进蔬菜汤，夏季在蔬菜汤中放入大量新鲜成熟的西红柿……每个季节都有应季蔬菜，煮汤时，多选用应季的食材，品尝一下当季的特有美味吧！

小松菜富含抗氧化作用强大的叶黄素，因此我会多加一些煮成青菜汤。由牛蒡、马铃薯与红薯等多种根茎类蔬菜煮成的汤也是我餐桌上常见的食物。只要食材多点变化，就能天天享受不同风味的蔬菜汤，而且百吃不厌。

我认为，一定要抱着享受美食的心态来饮用蔬菜汤，如果觉得自己喝蔬菜汤只是为了预防疾病，那肯定无法长期坚持下去。蔬菜汤做法简单，健康美味，既富含蔬菜的各种营养成分，又充满蔬菜的鲜美味道，这就是我长期饮用它的原因。

第 **5** 章

用蔬菜汤来清除体内毒素

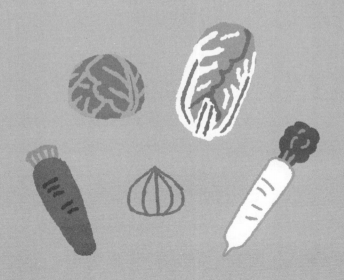

吃油炸食品或肉类时，
要搭配蔬菜汤

吃油炸食品或肉类时，最好搭配一碗蔬菜汤，提高一下食物的抗氧化力。

脂肪氧化所形成的过氧化脂质，与牛肉、猪肉等红肉所含的血基质铁（Heme Iron）接触，就会产生毒性极强的脂质过氧化自由基，从而引发癌症等多种疾病。

其实，多项流行病学调查早已证明，常吃高脂食物与红肉的人更容易罹患大肠癌。

大肠癌主要发生于贮留粪便的 S 状结肠。如果吃了油炸食品或肉类等高脂食物，粪便就会含有脂质过氧化自由基。我们在实验中已经证实，这种脂质过氧化自由基会促进大肠癌的发生。

除了引发大肠癌，脂质过氧化自由基还特别容易进入细胞膜，破坏细胞中的基因与制造基因的酶，引发突变与癌变。由此可得出一项结论：癌症发生的三个阶段（启动期→促进期→进展期）都有脂质过氧化自由基的参与，特别是癌细胞的生成与增殖阶段。

此外，吃油炸食品或肉类，还会引发血液中低密度脂蛋白胆固醇升高的问题。低密度脂蛋白胆固醇容易被活性氧氧化，一旦氧化成为氧化型低密度脂蛋白胆固醇，就会被一种叫巨噬细胞（Macrophage）的白细胞当作异物加以清除，从而使脂质物质在巨噬细胞内大量蓄积，巨噬细胞逐渐变成富含胆固醇的泡沫细胞。大量的泡沫细胞聚集形成脂纹，使血管内皮发生隆起及变形，最后形成斑块（Plaque），斑块会紧贴在血管内侧，使血管壁增厚变硬，造成动脉粥样硬化。

当然，我并不是要大家别吃油炸食品或肉类。对饮食设限过多反倒会造成压力，凡事都得讲究均衡，只要别吃太多就好。最好的方法就是搭配着富含抗氧化物质的蔬菜汤一起吃。另外，在用餐时先喝蔬菜汤，还能防止血糖飙升。

服药后，要喝蔬菜汤

尽管知道的人并不多，但其实我们日常所服用的药也是活性氧的来源之一。用化学物质制造的药物，对人体来说是有毒物质，必须通过肝脏解毒后排出体外。在这个代谢过程中，体内会产生活性氧。

作为人体防御系统的重要"卫士"，白细胞也会把药物看成"入侵者"，释放出活性氧加以攻击。此时，胃黏膜容易被活性氧所伤，引起胃炎。在一般情况下，服用止痛药后，胃部出现的不适感就是由活性氧引起的。

我们一般都会用温开水服药，这样药物成分会更容易被人体吸收，但同时也会产生大量活性氧，容易损伤胃肠壁。服药时，只要搭配具有抗氧化作用的蔬菜汤，就能有效减轻活性氧的伤害。不过，直接用蔬菜汤冲服可能会导致药效难以发挥，所以最好是先用温水服药，然后再喝蔬菜汤。

防止感染和炎症恶化，要喝蔬菜汤

　　一旦身体受到病毒或细菌入侵，引发流行性感冒、肝炎或胃炎等疾病，白细胞这个免疫系统的主角就会制造活性氧与之对抗。同时，黄嘌呤氧化酶（Xanthine Oxidase）也会变得十分活跃，并制造出活性氧。这些活性氧不单会杀死入侵的病毒或细菌，也会破坏健康的组织，所到之处都会出现炎症。

　　一般来说，免疫系统只要正常运作，在消灭病毒或细菌后，活性氧就不再产生，炎症也会逐渐痊愈。然而，倘若免疫系统过度运作，造成"刹车机制"失灵，那么即使病毒与细菌已被消灭，还是会不断释放出活性氧，导致炎症慢性化。研究已经证实，慢性炎症会诱发癌症，比如慢性肝炎可能会恶化成肝癌，慢性胃炎或胃溃疡则可能会恶化成胃癌。而喝蔬菜汤可以清除活性氧，抑制炎症恶化。

做剧烈运动或户外运动时，
要喝蔬菜汤

　　一般来说，像健走这种能让人轻松呼吸的有氧运动，可提高我们对于活性氧的抵抗力。而使人呼吸紊乱的剧烈运动，由于要吸入大量氧气，则可能会导致体内活性氧增加。

　　我们在进行长跑等剧烈运动时，身体会受到地面的冲击，体内的红细胞也会受到持续撞击并遭到破坏，而作为红细胞成分的血红素（Hemoglobin，又称血色素）则会破裂并四散到全身。血红素是由血基质铁与蛋白质组成的，而血基质铁与氧气结合后会使体内的活性氧增加。

　　为了防止运动所带来的活性氧增加的问题，我们就要常喝蔬菜汤，让抗氧化物质随时在体内待命。

此外，我们在户外做运动时，也会直接受到紫外线带来的活性氧的伤害，以致长色斑和皱纹。想要预防色斑，减少皱纹，最好多摄取菠菜、茼蒿和红叶生菜等富含叶黄素的深绿色蔬菜。

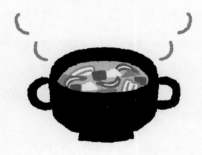

烹饪时使用非精制油

烹饪时，最好别用无色透明的色拉油，而要用金黄色、茶褐色或暗绿色的有色油。油的颜色来自作为原料的菜籽或橄榄等种子所含的类黄酮、类胡萝卜素以及多酚等抗氧化物质。有色油具有不错的抗氧化力，不易产生脂质过氧化自由基等活性氧。

而色拉油等无色透明的食用油会在制造过程中过滤掉抗氧化物质，所以一经加热，很容易与周遭的氧气发生氧化。一旦吃了氧化的食用油，体内就会产生脂质过氧化自由基，从而可能引发细胞癌变。

因此烹饪时，最好使用具有良好的抗氧化力的有色油，这样更有助于预防疾病。

如果要用橄榄油，就挑选深绿色的特级冷压初榨橄榄油，这种油含有强大的抗氧化力。另外，我也推荐大家使用焙煎菜籽油。

在市场上销售的食用油商品中，也有在油里加入西红柿、胡萝卜和菠菜等脱水蔬菜粉来增添抗氧化物质的商品。

避免摄取过多的铁质

有些人认为，要想预防贫血，摄取的铁质越多越好。事实上，这种观点是错误的。研究表明，过量的铁质会引起脂质过氧化，从而产生可能会引发癌症的脂质过氧化自由基。

根据美国一项对3278人所做的调查，一个人血液中的铁质和低密度脂蛋白胆固醇的浓度越高，越容易罹患癌症。为了防止人们摄取过量的铁质，美国和加拿大的食品加工商还特意生产了具有抑制铁质吸收效果的加工食品。

一般来说，一日三餐中含有的铁质已能满足人体的需求。女性由于每个月生理期会流失铁质，因此需要适量补充铁质。而成年男性和停经后的妇女则要注意避免摄取过多的铁质。

为了避免摄取过量的铁质，我们平时应尽量少吃富含铁质的肝脏、红肉和鱼类的血合肉（在鱼肉中，与整体颜色不同，呈现较深的暗红色的部分）。在食用时，要搭配蔬菜汤，这样有助于清除活性氧。另外，茶或咖啡也有助于人体排出多余的铁质，在用餐时搭配饮用，就能起到减铁的效果。

第 **6** 章

善用蔬菜来提升功效

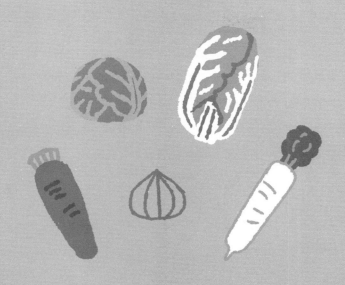

蔬菜要挑露天栽培的，
趁新鲜时烹调

蔬菜所含的营养成分会因季节、栽种方式及保存状态的不同而产生很大的差别。

◆ 选择应季的露天栽培作物

我们从研究中得知，经常照射太阳（紫外线）的露天栽培蔬菜所含的抗氧化物质，要比温室栽培的蔬菜多得多。当季的蔬菜不仅味道鲜美，而且富含各种营养成分。因此在烹制菜肴时，要尽量避免选择温室栽培的蔬菜，多选用露天栽培的应季蔬菜。

◆ 趁新鲜时烹调

蔬菜中的营养成分会随着时间逐渐流失。例如，若将菠菜在 5℃的低温中冷藏保存，一个星期大约会流失一半的维生素 C；若在室温下保存两天，则会流失约 70% 的维生素 C。即使是冷冻保存，维生素 C 还是会逐渐流失。因此，如果买了蔬菜，最好趁新鲜时烹调。

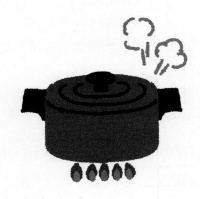

蔬菜产季月历

由于栽种技术和保存技术的进步，绝大多数蔬菜全年都能买得到，但无论是口味还是营养，都属当季的蔬菜最佳！由于蔬菜的产季因产地而异，以下图表仅供参考。

		1月	2月	3月	4月	5月	6月	7月	8月	9月	10月	11月	12月
春	黄洋葱			■	■	■							
	西芹			■	■	■							
	水芹			■	■	■							
	竹笋				■	■							
	山芹菜			■	■	■	■						
	马铃薯			■	■	■							
	上海青			■	■	■	■						
	卷心菜			■	■	■	■						
	韭菜			■	■	■	■						
	豌豆			■	■	■	■						
	青豆				■	■	■						
	豌豆荚				■	■	■						
	大蒜					■	■	■	■				
	芦笋					■	■	■	■				
夏	西红柿						■	■	■	■			
	茄子						■	■	■	■			
	四季豆						■	■	■				
	苦瓜						■	■	■				
	青椒						■	■	■				
	紫苏						■	■	■	■			
	玉米							■	■	■			
	长蒴黄麻							■	■	■			

		1月	2月	3月	4月	5月	6月	7月	8月	9月	10月	11月	12月
夏	秋葵							■	■	■			
	南瓜							■	■	■	■	■	■
	小米椒							■	■	■			
	冬瓜							■	■	■			
	辣椒								■	■	■		
秋	胡萝卜	■	■										
	葱	■	■										
	牛蒡				■	■	■						
	西兰花	■	■	■									
	舞菇									■	■		
	香菇				■	■							
	金针菇										■	■	
	山药	■	■								■	■	■
	白萝卜	■	■										
	大白菜	■	■										
	球芽甘蓝												
	芋头									■	■	■	■
冬	花菜	■	■	■									
	大头菜	■	■										
	茼蒿	■	■										
	莲藕	■	■										
	菠菜	■	■										
	小松菜	■	■									■	■
	水菜	■	■									■	■
	西洋芹	■	■	■	■								
	生姜	■	■	■									
	油菜花	■	■	■	■								
全年	豆芽菜	■	■	■	■	■	■	■	■	■	■	■	■

蔬菜越绿，
其抗氧化作用越强

我建议大家在煮蔬菜汤时，多加入一些深绿色蔬菜。我们做过一个实验：在深绿色蔬菜煮成的菜汤中加入脂质过氧化自由基这种活性氧，结果活性氧立即就被清除了。

研究表明，以深绿色蔬菜煮成的蔬菜汤具有极强的抗氧化作用，不仅能减少活性氧造成的基因损伤，还能阻止细胞发生癌变。

目前已知，菠菜、小松菜、西兰花、青椒、韭菜、长蒴黄麻和紫苏等深绿色蔬菜都富含可消除活性氧的抗氧化物质，且其抗氧化作用极佳。比如菠菜中叶黄素的抗氧化作用，要比胡萝卜中的β-胡萝卜素和西红柿中的茄红素强大好几倍。想要预防癌症以及老年性黄斑变性、白内障等视力老化问题，一定要摄取叶黄素这种成分。

另外，深绿色蔬菜还富含维生素 C 和维生素 E，这两种维生素都有很强的抗氧化作用，对于预防血管和皮肤老化很有帮助。

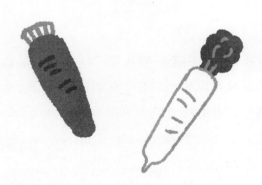

卷心菜和大白菜的外叶
具有强大的抗氧化力

像卷心菜、大白菜、圆生菜（结球莴苣）和球芽甘蓝等叶片会层层包裹成球状的蔬菜就叫结球蔬菜。结球蔬菜外侧较绿的菜叶具有的抗氧化力要比内侧的白色菜叶强大不少。实验早已证明，卷心菜最外侧的菜叶具有的消除活性氧的效力，是内侧白色菜叶的 10~50 倍。

为什么结球蔬菜外侧菜叶的抗氧化力要比内侧菜叶强呢？这是因为外侧菜叶一直受到阳光照射，为了对抗紫外线产生的活性氧，菜叶会储存大量的抗氧化物质来进行自我保护。

如果担心外侧菜叶有农药残留，那就去除最外侧的菜叶，或是用清水仔细清洗。我们家一般都会将卷心菜外侧的菜叶仔细清洗后，再拿来煮汤。由于外侧的菜叶要比里边的菜叶硬，因此需要多煮一会儿。

根茎类蔬菜不只要利用根，
连菜叶也要利用

　　牛蒡、莲藕、芋头、红薯与马铃薯等根茎类蔬菜切开后就会逐渐变成深褐色。研究证实，这些会变色的根茎类蔬菜清除活性氧的效力极高。同时，根茎类蔬菜的膳食纤维特别丰富。膳食纤维可促进肠道蠕动，增加粪便量，防止便秘。比如，白萝卜虽然没有消除脂质过氧化自由基的作用，但它的水溶性膳食纤维会溶在汤中，发挥润肠通便的作用。

　　一般来说，蔬菜的光照时间越长，其清除活性氧的作用也会越强，因此根茎类蔬菜的叶要比其根茎的抗氧化力更强。比如，胡萝卜叶与白萝卜叶的抗氧化力是其根的 50~100 倍。所以请大家不要把胡萝卜、白萝卜、大头菜的叶子扔掉，因为它们可是煮蔬菜汤的绝佳食材哦。

吃西红柿的人
很少得前列腺癌

红色、橙色与黄色等深色蔬菜都含有类胡萝卜素。在 600多种类胡萝卜素中，西红柿所含的红色色素，也就是茄红素，具有格外惊人的抗氧化力。

研究表明，茄红素有防癌与抑制炎症的作用。有人曾对某个严格奉行素食主义的团体中的成员进行调查，结果显示，越是常吃西红柿的人，患前列腺癌的概率越小。

对于西红柿来说，热食要比生吃更能有效利用其中的茄红素。在西红柿汁里倒入油，煮一小时后再饮用，血液中的茄红素会有所增加。相反，有研究报告指出，饮用未经加热的西红柿汁，血液中的茄红素并不会增加。因为茄红素为脂溶性，所以只有和油脂一起加热烹调，才能有效地被肠道所吸收。

另外，将西红柿、橄榄油与意大利面在沸水中煮 15 分钟后再食用，同生吃西红柿相比，血液中的成分和浓度有明显不同，前者血液中的成分较多。

经过对比，除了血液中的茄红素有差别，吃了加热烹调的西红柿后，血液中类黄酮和多酚等抗氧化成分的浓度也会明显上升。这说明，加热烹调虽会导致西红柿的部分营养成分流失，却更有利于人体吸收西红柿中所含的抗氧化成分。

意大利番茄酱堪称是摄取茄红素的最佳食品。意大利杂菜汤也是用西红柿制成的典型汤品，在饮用时最好加少量橄榄油。

我家也经常吃西红柿料理，比如加有很多西红柿的蔬菜汤，以及西红柿炖鱼等炖煮料理。这种炖煮料理既有菜，又有肉，不但营养丰富，味道也十分鲜美。

其他可有效清除活性氧的食物

除了蔬菜，水果、豆类、菇类、茶类与咖啡等植物性食物也都富含各种抗氧化物质。

在汤里加入豆类与菇类，吃点心时搭配水果，在用餐时喝一杯茶或咖啡。养成这些良好的饮食习惯，就能在不知不觉中多摄取一些抗氧化物质。身体会因此变得更具抗氧化力，摄取的营养也会变得更加均衡，从而有效预防衰老和癌症等。

水果是富含植化素与维生素 C 的宝库

水果和蔬菜一样，都是富含植化素与维生素 C 等抗氧化物质的宝库。日本厚生劳动省建议，每人每天需食用约 200g 水果。

水果中普遍富含的维生素 C 除了具有抗氧化的效果，还有抗癌、预防皮肤老化与抗感染等作用。同时，水果中含量丰富的植化素也有多种对人体有益的功能，下面举几个例子。

◆ 苹果
槲皮素 ➡ 抗血栓、抗病毒、预防心脏病和癌症

◆ 温州蜜柑、青木瓜、香瓜、柿子
胡萝卜素 ➡ 强化皮肤和黏膜的屏障功能，预防癌症

◆ 蓝莓、葡萄皮
花青素 ➡ 抗癌、抗病毒、消除眼睛疲劳

◆ 西瓜
茄红素 ➡ 以其强大的抗氧化力形成的抗感染作用

在各种水果中，苹果预防疾病的效果最佳。许多研究都证实了"一天一苹果，医生远离我"这句俗谚的真实性。

1993 年，荷兰聚特芬成人病研究中心以 805 名 65 岁至 85 岁的成年男性为对象，详细调查他们五年来的饮食情况，研究这些人所摄取的食物与心脏病发生频率之间的关系。结果显示，摄取红茶、苹果和洋葱等富含类黄酮的食物越多的人，患心脏病的概率越低。比如，几乎不吃苹果的人（平均每天吃 18g 以下）

和一天吃 100g 以上苹果的人相比，出现心肌梗死的概率要高出将近一倍。

芬兰另一项长达 28 年、调查对象多达 10054 人的调查研究也显示，大量摄取苹果与洋葱的人，死于心脏病或慢性病的概率较低。

苹果和洋葱中的槲皮素可抑制血液中的低密度脂蛋白胆固醇发生氧化，使血管保持弹性，有效预防动脉硬化和心脏病的发生。

另外，根据日本富山医科药科大学的名誉教授田泽贤次的研究，苹果的水溶性膳食纤维——果胶可减少在肠道制造致癌物的有害菌，从而预防大肠癌的发生。这代表一天吃一个苹果可有效消除致癌物。因此，我每天都会吃苹果。

和苹果一样，西瓜预防疾病的效果也很不错。西瓜除了含有茄红素，还含有瓜氨酸（Citrulline）这种氨基酸（amino acid）。瓜氨酸于 1914 年由日本人 Koga 和 Odake 发现，它是将对人体有毒的氨（Ammonia）转化成尿素排出体外的关键化合物，对人体相当重要。而要合成精氨酸（Arginine）这种具有调节血压功能的氨基酸，也需要用瓜氨酸当前驱物。

可预防癌症和动脉硬化的豆类"四大天王"

豆类主要是指豆科植物的种子或荚果，其种类繁多。豆类中蕴含丰富的抗氧化物质，这样才能够在紫外线、昆虫、霉菌与微生物的威胁下保全性命。

我们所说的豆类"四大天王"分别是红豆、黑豆、绿豆和大豆。这四种豆都具有强大的抗氧化力，足以消除毒性极强的脂质过氧化自由基。其中，深色的红豆和黑豆的抗氧化力最强，其次是绿豆与大豆。

红豆、黑豆和绿豆富含具有抑制癌症作用的花青素，而大豆所含的异黄酮也能有效预防乳腺癌和前列腺癌等由激素分泌异常引发的疾病。同时，大豆中含有的皂苷（Saponin）有极佳的抗氧化作用，能防止体内脂质氧化，预防动脉硬化。

总之，如果想要预防癌症和一些生活习惯病，就要积极摄取豆类。

能预防癌症和骨质疏松症的菇类

菇类含有的珍贵成分是β-葡聚糖（β-glucan）。β-葡聚糖的抗癌作用已得到许多研究的证实。β-葡聚糖能够刺激白细胞释放干扰素（Interferon），增强人体免疫力。它主要是通过增强机体的免疫功能来发挥抗癌功效的。

我曾通过实验证实，让实验鼠喝下香菇萃取液，能够促进其体内干扰素的分泌。干扰素是白细胞所制造的物质，具有抑制癌细胞增生的强大抗癌作用。除了香菇，灰树花（舞菇）、灵芝等多孔菌科也同样具有抑制癌症的效果。

此外，菇类还含有大量的维生素 D 前驱体，也就是麦角固醇（Ergosterol）。维生素 D 会在人体内转变成活性维生素 D_3，促进小肠吸收钙质，并将血液中的钙质运送到骨骼，抑制骨量减少。

停经后，妇女患骨质疏松症的风险大增，因此要多吃菇类，积极预防。

吃大鱼大肉必须搭配茶

为绿茶涩味成分的儿茶素是一种多酚，具有极强的抗氧化力。儿茶素具有杀菌、抗病毒、预防动脉硬化和心脏病等多种功效。

我们通过动物实验，已确定儿茶素有抑制癌症的作用。更进一步的研究认为，儿茶素对人体也能发挥抗癌功效，并具有减少幽门螺杆菌、预防胃癌的潜力。

茶类的多酚会与人体内多余的铁质结合并排出体外。因此，在食用富含铁质的红肉和鱼时，搭配绿茶、红茶与南非国宝茶等茶类，就能清除体内多余铁质，减少活性氧的产生。

此外，荷兰聚特芬成人病研究中心的研究也证实，一天饮用 500ml 红茶的人与一天饮用 250ml 的人相比，罹患心脏病的比例降低一半。由此可以推断，这是由于红茶中所含的槲皮素发挥了功效。

茶类作为一种休闲饮料，不仅能丰富生活形式，也可用来维持健康。因此，我希望大家能养成饮茶的习惯。

咖啡的抗氧化力超过红酒

咖啡豆富含具有强大抗氧化力的多酚。其中代表性的成分为绿原酸（Chlorogenic Acid）。咖啡豆在煎焙过程中，会散发出特有的浓醇香味。这种香味就来自从绿原酸分解出来的咖啡酸。我们从实验中已经得知，咖啡中多酚的抗氧化力要比红酒所含的类黄酮的抗氧化力强大很多。

强大的抗氧化力使咖啡具有防癌的功效。日本爱知县防癌中心的井上真奈美博士与田岛和雄博士带领团队，对 1706 位消化器官癌症患者（食道癌 185 人、胃癌 893 人、结肠癌 362 人、直肠癌 266 人）和 1128 位 40 岁以上的非癌症患者进行调查后得出结论：一天喝三杯以上咖啡的人，其患直肠癌的概率会减少 54%。

虽然我们还不清楚饮用量偏小的话，是否仍有效果，这是今后研究的课题。但是现在可以断定的是，一天喝三杯咖啡，对预防癌症是有帮助的。

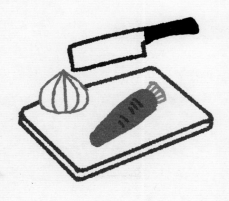

第 **7** 章

想要预防癌症，
运动同样必不可少

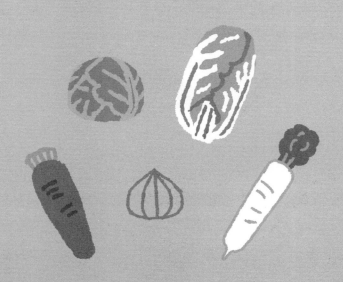

适度的运动是
有百利而无一害的"良药"

🥄 运动可减少罹患癌症、高血压和糖尿病的风险

如果有人问我预防癌症的方法，我会首先建议对方喝蔬菜汤，然后建议对方做运动。演讲时我也常告诉观众，一定要坚持运动。

众多研究已经证明，运动有预防疾病的效果。其中，效果最好的运动是有氧运动。

根据调查，坚持进行有氧运动的人，患癌症、高血压和糖尿病的概率会明显降低，而且效果十分显著，即使与降血压药或抗癌药相比也毫不逊色（详情请参考第 116 页的图表）。可以说，运动是有百利而无一害的"良药"。

平时坚持进行有氧运动的人，
罹患并死于慢性病的风险会明显降低

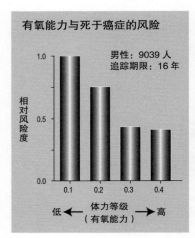

有氧能力与死于癌症的风险

男性：9039 人
追踪期限：16 年

相对风险度

1.0

0.5

0.0

0.1 0.2 0.3 0.4

低 ← 体力等级 → 高
（有氧能力）

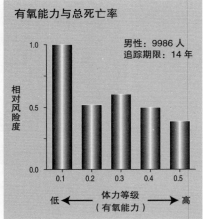

有氧能力与总死亡率

男性：9986 人
追踪期限：14 年

相对风险度

1.0

0.5

0.0

0.1 0.2 0.3 0.4 0.5

低 ← 体力等级 → 高
（有氧能力）

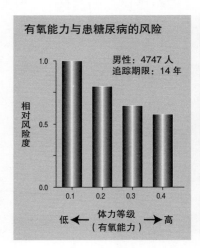

有氧能力与患糖尿病的风险

男性：4747 人
追踪期限：14 年

相对风险度

1.0

0.5

0.0

0.1 0.2 0.3 0.4

低 ← 体力等级 → 高
（有氧能力）

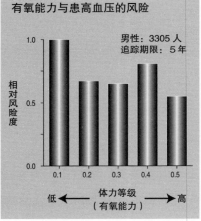

有氧能力与患高血压的风险

男性：3305 人
追踪期限：5 年

相对风险度

1.0

0.5

0.0

0.1 0.2 0.3 0.4 0.5

低 ← 体力等级 → 高
（有氧能力）

※当运动达到某种程度后，效果的变化就不再明显。

调查还发现，心肺功能越强的人，死于慢性病的概率就会越低。所谓心肺功能，是指人体心脏泵血及肺部吸入氧气的能力。

心肺功能好的人，身体的血液循环会更顺畅，内脏的功能会更佳，身体的免疫力也会更强，自然不容易生病，即使生了病，也不会太严重。

想要增强心肺功能，可以多做有氧运动。如健走、游泳、瑜伽或太极拳等，都能有效锻炼心肺功能。而想要增强肌力，则可以做哑铃操或深蹲等运动。肌力增强后，肌肉会更有耐力，身体不容易感到疲劳。

坚持有氧运动，永葆青春活力。相信我，一旦养成运动的习惯，你的身体就会变得更健康，体态会变得更轻盈，精力也会变得更充沛。

运动可提高身体对于活性氧的防御力

如今，人们面临着工作、家庭、人际关系等各种压力。即使没得忧郁症，也会因压力而心烦意乱或心情低落。其实，人处在这种压力状态下，体内的活性氧也会增加。

压力会刺激具有调节内脏与血管功能的自律神经，造成交感神经过度使用。由于交感神经会使血管收缩，如此一来，血液循环就会变差。等到血液循环恢复时，体内就会产生大量的活性氧，这就会引发种种疾病。

运动可以调节身心状态，缓解和消除压力，并增强机体的抗压能力。许多人都有通过运动来缓解郁闷心情的经验。另外，运动还能够有效改善轻中度忧郁症。

当然，运动要讲究方法。剧烈运动会消耗大量的氧气，不但无益于缓解压力，而且会导致体内活性氧增加。而只是略微出汗的轻度运动，则可增加体内的抗氧化物质，增强身体对于活性氧的防御力。

如果你以前没有运动的习惯，或者不知道该做什么运动，不用担心，就从去附近散步开始，踏出运动的第一步吧。只要保有一份坚持运动的信念，久而久之，你自然就能找到适合自己的运动。

我坚持三十年之久的晨练习惯

近三十年来，我每天都会以轻度运动揭开一天的序幕。就像车子在上路前要先"暖身"一样，我每天早晨用餐前都会先活动一下身体，这样我一天都会感觉神清气爽。

我在学生时代是学校划船社的社员，一直都很喜欢划船，因此我会先在划船机上运动 10 分钟，让身体流点汗。尤其是撰写论文期间，肩膀会十分僵硬，用划船机运动一会儿，肩膀就会轻松很多。然后再做 10 分钟的柔软体操，放松一下全身肌肉，最后再出门健走 20 分钟。

　　我家附近有一片湖，湖周围宽广的步道就是我的健走路线。早晨的空气十分清新，一边遥望湖面一边健走，顿感精神爽快，心旷神怡。健走回来时，肚子已经在唱空城计了，这时，喝上一碗美味的蔬菜汤，真是感觉无比幸福。

　　除了晨间运动，我还会骑自行车通勤。途中风景怡人，秀色可餐。春天，满树的嫩叶发出鲜绿的光泽。秋天，树上的叶子时刻变换着色彩，先由绿变黄，再由黄转橙，最后再慢慢染红，随风飘落。这是一段可以亲身感受四季变化的宝贵时光。

　　我太太每天早上也会健走四五十分钟。她说自己已经练出体力了，走再远的路也不觉得累。我们夫妇俩都快 80 岁了，却还能健健康康、开开心心地生活，这都是因为我们一直以来津津有味地饮用蔬菜汤，快快乐乐地坚持运动。

前田浩教授的晨练项目 ✓

· 划船机（10 分钟）

· 柔软体操（10 分钟）

· 健走（20 分钟）

· 骑自行车通勤（15 分钟）

推荐语

揭开癌症"真理"的世界性研究
与防癌蔬菜汤

世界上首款使用 DDS 的抗癌药

要如何治疗癌症呢？对患者来说，这是一个重大问题；对我们这些医生与医学研究者而言，这也是一大课题。

前田浩教授长期致力于抗癌药的研发工作，成功研发出世界首款使用 DDS（Drug Delivery System，药物传输系统）的抗癌药 SMANCS。DDS

前哈佛大学医学院副教授
日本麻布医院院长
高桥弘

1951 年生于日本琦玉县。毕业于东京慈惠会医科大学。1985 年前往哈佛大学医学院学习。曾在附属于哈佛大学的马萨诸塞州综合医院担任副教授。留学哈佛大学期间，其撰写的关于肝炎与癌症的研究论文曾刊登于《科学》（*Science*）与《自然》（*Nature*）等世界顶尖科学杂志上。2008 年担任 Veritas Medical Partners 理事长，2009 年就任日本麻布医院院长，是研究植化素的专家。

是一种不伤及正常细胞，只将药剂集中传输到癌组织的药物传输系统。

传统的抗癌药都会出现副作用，因为这些药不仅会干扰或阻断癌细胞的增殖过程，也会干扰正常细胞的分裂和增殖，也就是说，正常细胞和癌细胞都会成为抗癌药攻击的目标。因此，许多研究者认为，如果能够研发出只作用于癌细胞的抗癌药，就能有效抑制副作用，大大提升癌症的治愈率。然而，想要实现这一点并不容易，需要克服许多难以想象的困难。

前田教授历经千辛万苦，终于完成这个目标。他研发的这款抗癌药能够将药效集中传输到癌组织，因此只对癌细胞发生作用，而不会损伤正常细胞。这对所有的癌症患者和癌症研究者来说，都是一种福音。

他的这项研究成果曾被世界众多研究者引用，引用的数量之多使他荣获 2016 年化学领域的"汤森路透引文桂冠奖"[1]。这也让他出现在当年诺贝尔化学奖的预测名单中。

---

[1]汤森路透美国总部设置的学术奖。该机构通过对全球主要的学术研究与发现平台中的科研论文及其引文进行分析，选出当年或未来几年在化学、物理学、生理学等领域可能摘取诺贝尔奖的最具影响力的研究人员，并授予其该奖项。由于获奖人有获得诺贝尔奖的较高可能性，因此该奖项被称为诺贝尔奖的"风向标"。

穷究真理的抗癌药研究

我和前田教授是大概三年前认识的，那时我正好去熊本市参加演讲。我们一见如故，开心地畅谈彼此的研究，回过神来才发现我们两人已经聊了五个小时。

聊过之后，我惊奇地发现，我们两人有好几个共同点。

我在担任麻布医院院长前，曾有将近十五年时间都在哈佛大学研究肝炎与癌症的免疫疗法。当时，我通过研究发现，将对癌细胞有特异性的抗体与活性化淋巴球结合，活性化淋巴球只会到达癌细胞，而且会长时间滞留于癌组织，发挥更加强大的抗癌作用。

前田教授的研究则着眼于正常组织与癌组织的血管壁孔的不同。癌组织毛细血管的壁孔要比正常组织大，所以体积大的物体也能通过。因此他制造出体积只能通过癌组织血管壁孔的抗癌药，让药剂只会传输到癌细胞。前田教授进一步发现，只要加大抗癌药体积，便能使其长时间滞留于癌组织，从而增强抗癌功效。

尽管研究角度不同，但我们都同样在研究仅让药物或细胞传输至癌细胞的癌症新疗法。而且我们也分别在不同时期去过哈佛大学，前田教授也曾在哈佛大学的癌症研究所进行了四年的癌症研究。

哈佛大学校训的要义是"Veritas"，这是代表"真理"之意的拉丁文。揭示真理是哈佛大学教育的主旨。想要穷究真理，必须要学识广博，全面认真地学习前人的研究成果，还得深入思考问题是什么，该如何解决。只有这么做，真理才能得以显现。

前田教授所揭示出的真理，就是癌细胞与正常细胞在结构上存在差异，并由此研发出世界首款使用 DDS 的抗癌药 SMANCS。

"吃蔬菜预防癌症"的真理

前田教授和我还有一个很大的共同点，那就是都爱喝蔬菜汤。作为一个长年研究抗癌药的人，前田教授自然不可能对癌症的预防漠不关心。他在研究癌症疗法的同时，也常在思考如何预防癌症。

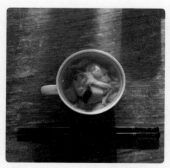
餐桌上一年365天都离不了植化素汤

前田教授在研发抗癌药的过程中，意识到细胞从癌变到转移的所有阶段都有活性氧的参与。因此他推断，只要能够有效清除活性氧，便能预防癌症。

于是，他开始关注蔬菜的抗氧化力。这与我的想法不谋而合。长期以来，我也一直在研究植化素。植化素是来自植物的强大抗氧化物质，有消除活性氧、增强免疫力的功效。

富含植化素、膳食纤维以及维生素 A、维生素 C、维生素 E 等营养成分的最佳食物，就是教授在本书所提倡的抗癌蔬菜汤。我把这样的蔬菜汤命名为植化素汤，而且已经坚持饮用了十五年以上。自从我成为临床医生以来，就经常建议患者把喝植化素汤当成治疗的一环。

在饮用植化素汤的患者当中，陆续出现了癌症停止恶化、抗癌药副作用减轻，以及自身免疫力提升等具体实例。此外，植化素汤对于肥胖、糖尿病、高血压及肝炎等生活习惯病的预防和改善也都有惊人的效果。

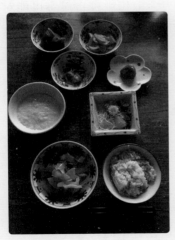

某天的早餐：一碗植化素汤配上山药泥、米饭和酱菜等

我和前田教授虽然从完全不同的角度来研究癌症，但最终达到的目标是一致的，那就是想借助蔬菜之力使众人健康。我认为这也是我们所揭示的"Veritas"。

对于疾病来说，预防大于治疗，这是当今社会的普遍共识。我希望能有更多人养成喝蔬菜汤的习惯，塑造出强健的体魄，远离癌症与生活习惯病。

结语

每逢春天，树木便会发出嫩绿的光泽。

一到夏天，树梢就会覆上一层浓厚的深绿。

到了秋天，天气渐凉，绿叶慢慢染成黄橙色或深红色。

在我骑自行车前往单位的途中，观察自然成为我的一大乐趣。尽管我每天都在看这些风景，但一点也不厌烦，反而看得如痴如醉。植物所呈现的种种变化令我感到既惊艳又雀跃。

植物的绿色来自叶绿素，黄橙色来自类胡萝卜素，红色则来自类黄酮这种色素。

为了保护自己不受紫外线、害虫与病毒的侵害，植物会制造出各种各样的防御物质，这些色素就是其中的典型代表。

我是三十四年前才知道，植物所制造的防御物质具有抗氧化作用，能够清除引发各种疾病的活性氧。在研发抗癌药之余也全心投入防癌研究的我，在明白植物对人体的功效后大为震撼。

"摄取蔬菜汤是预防癌症等疾病的最佳方法。"二十多年前，我通过实验得出这个结论。当时的喜悦之情至今仍令我记忆犹新。

我们光通过摄取果蔬就能获得来自植物的力量，保护自身不受人类最大的威胁——活性氧的伤害。这是何其幸运的一件事啊！

一般认为，要维持健康，成人一天所需的蔬菜摄取量为 350g 以上。不过可惜的是，日本人一日的平均摄取量为 285.5g，只达到标准的 81％。以年龄层区分，20~40 岁人群的摄取量最少，只达到标准的 64％~73％。

如果将缺的分量换算一下，顶多相当于一个小西红柿。各位或许会认为，就差这么一点应该无所谓吧？可是，预防疾病是一个长期过程，每天差一点，日复一日，最后就会差很多。因此，我们切不可掉以轻心，平常要摄取足量的蔬菜，这样长期坚持下去，才能达到预防疾病的目的。

我希望每个人都能把喝蔬菜汤当作一种习惯，从而养出一副健康强壮、百病不侵的好身体。

参考书籍

[1] 前田浩.活性氧与蔬菜的力量[M].东京：幸书房出版株式
会社，2007.

[2] 奥野修司.癌症疗法革命：无副作用的抗癌药之诞生[M].
东京：日本文艺春秋出版社，2009.